STRESS BEWÄLTIGEN

Stress weg auf Knopfdruck

Wie Sie durch Meditation, Achtsamkeit und positives Denken ganz einfach Gelassenheit lernen und innere Ruhe finden - für mehr Glück und Lebensfreude

INHALT

Einleitung

Die moderne Welt wird mit jedem Tag immer schnelllebiger. Der Alltag ist bei vielen Menschen hektisch: Kindererziehung, Haushalt, Arbeit, die Bearbeitung von E-Mails, die zu beantworteten WhatsApp-Nachrichten, andere Social-Media-Aktivitäten und bei vielen Menschen das meist laute und turbulente Stadtleben – zwischen all dem bleibt für uns selbst oftmals am wenigsten Zeit. Wir führen ein rastloses Leben, sind ständig erreichbar und permanent einer Reizüberflutung ausgesetzt. Unter Stress stehen wir alle!

Wir alle hatten also schon einmal Stress und meistens ist er ungewollt. Aber eigentlich ist Stress nicht grundlegend negativ. Er hat ebenso seine positiven Seiten. Positiver Stress wird im Fachjargon als Eustress bezeichnet. Trotz alldem assoziieren wir mit Stress in erster Linie immer Probleme. Es ist nicht von der Hand zu weisen, dass negativer Stress, auch Distress genannt, körperliche und psychische Krankheiten hervorrufen kann. Streit in der Familie, Stress auf der Arbeit und Liebeskummer sind nur ein paar Beispiele, die durch den dabei aufkommenden Stress unserer Gesundheit extrem schaden können. In einer Studie von der Universität Ohio haben Wissenschaftler herausgefunden, dass schon ein Ehekrach dafür sorgen kann, dass sich dieser Streit mit dem Ehepartner direkt auf unser Immunsystem auswirkt.

Im gleichen Fachblatt der Universität, dem „Archives of General Psychiatry", geht außerdem hervor, dass beispielsweise auch die Wundheilung verzögert ist, wenn wir unter Stress stehen. Schaut man sich die Studie genauer an, dann kann man nachlesen, dass kleinere Verletzungen der Haut bei Streit unter den 42 Ehepaaren, die an der Studie als Probanden teilnahmen, langsamer verheilten als bei Ehepaaren, die harmonisch miteinander lebten. Streit verhindert, dass der körpereigene Botenstoff Zytokinen schlechter seiner Arbeit, der Abwehr von Krankheitserregern und der Heilung von Wunden nachgehen kann.

Anhand dieses Beispiels wird deutlich, wie sehr unser Immunsystem unter Stress leidet. Aber nicht nur unser Immunsystem ist betroffen, auch unser Stoffwechsel, unser Nervensystem sowie das ganze Herz-Kreislauf-System werden davon erfasst. Distress macht uns also krank, je länger wir uns in einer Stresssituation befinden. Die körperlichen Konsequenzen können fatal sein. Psychisch gerät man schnell in ein Burn-out oder gar in eine Depression, denn beide Krankheitsbilder können als chronische Stresserkrankungen bezeichnet werden. Weiterhin kann die posttraumatische Belastungsstörung ebenfalls negativen Stress auslösen. Folgen von negativem Stress in Verbindung mit einer chronischen Erkrankung können Erschöpfung, Antriebslosigkeit sowie der soziale Rückzug sein. Hinzukommen erhöhte Werte in den Bereichen Blutzucker, Blutfett, Blutdruck und Bauchfett.

An dieser Stelle kommen Sie nun ins Spiel. Sicherlich haben Sie bereits Ihre Erfahrungen mit Stress gemacht und vor allem der negative Stress macht Ihnen hin und wieder zu schaffen. Nur wissen Sie nicht, was Sie tun können, um körperliche und psychische Erkrankungen abzuwenden und aktiv gegen Distress vorzugehen.

In diesem Ratgeber erfahren Sie alles über Stress. Sie finden heraus, welcher Stresstyp Sie sind. Sie lernen im Detail, welche Konsequenzen dauerhafter negativer Stress hat. Selbstverständlich lernen Sie darüber hinaus Methoden kennen, die Sie anwenden können, um selbst gegen Stress vorzugehen. Außerdem betrachten wir die positiven Seiten von Stress. Lernen Sie alles über Stress, damit dieser nicht Ihr Leben bestimmt, sondern Sie selbst die Kontrolle über Ihr Leben behalten.

1. Was ist Stress?

Wussten Sie eigentlich, dass der Ausdruck „Stress“ seinen Ursprung in der Physik hat? In der Werkstoffkunde bezeichnet man mit „Stress“ eigentlich eine Materialveränderung, die sich durch äußere Krafteinwirkung vollzieht. Weiterhin beschreibt der Begriff, dass ein bestimmter Zug ausgelöst wurde. Mit der Zeit wurde der Begriff aber immer mehr im psychologischen Bereich angesiedelt.

Durch unsere Sinnesorgane können wir unsere Umwelt überhaupt erst bewerten. Wird eine Situation von uns als gefährlich eingestuft und als Bedrohung wahrgenommen, dann wird unser Körper entsprechende Maßnahmen vollziehen, um auf die Gefahr zu reagieren. Aus diesem Grund befindet sich unser kompletter Organismus in völliger Alarmbereitschaft. Sie erkennen also: Stress ist für unser Überleben notwendig. Ohne Stress wüsste unser Körper überhaupt nicht, wie er auf Umweltreize reagieren muss.

Mithilfe von Stress ist es uns möglich, blitzschnell zu reagieren. Unser Organismus kann durch Stress seine Leistungsfähigkeit erhöhen, damit Flucht- und Angriffsreaktionen so präzise wie möglich sind. Mit Stress ist es uns möglich, auf bestimmte Situationen passend zu reagieren. Des Weiteren werden sämtliche Energiereserven aktiviert, wodurch unser Stoffwechsel erst richtig in Gang kommen kann. Wie in der Einleitung erwähnt, gibt es eben positive als auch negative Seiten von Stress. Wir werden regelrecht krank, wenn der Stress übermächtig wird.

Damit Sie Stress besser einordnen können, beschäftigt sich dieses Kapitel sowohl mit der Definition als auch den Ursachen für Stress. Darüber hinaus können Sie erfahren, was für ein Stresstyp Sie sind. Zum

Schluss wird erläutert, worin die Unterschiede zwischen Distress (negativem Stress) und Eustress (positivem Stress) liegen.

1.1. DEFINITION VON STRESS

Stress wird definiert als das Ungleichgewicht zwischen unseren täglichen Herausforderungen und den dazugehörigen Voraussetzungen des einzelnen Individuums. Jeder geht unterschiedlich mit Stress um. Im Grunde ist Stress, der sich auf unsere Psyche niederschlägt, meistens nur eine Kopfsache. Natürlich kann körperlicher Stress ebenfalls Effekte im Gehirn auslösen und umgekehrt. Aber letztendlich ist psychischer Stress die Angst, etwas nicht zu schaffen oder sich selbst nicht zu genügen. Man macht sich selbst oftmals am meisten Druck und gerät dadurch schnell in eine mitunter nie endende Stressspirale. Ausgelöst wird Stress durch die unterschiedlichsten Ursachen. Zu diesen zählen beispielsweise Wärme, Kälte, Überforderung, Staub, Ärger an der Arbeit, Streit in der Familie und noch viele weitere. Auslöser sind dabei immer äußere Faktoren, die uns selbst belasten. Die Faktoren können dabei sowohl physischer als auch psychischer Natur sein.

1.2. WIE STRESS IN UNSEREM KÖRPER ENTSTEHT

Unsere Nerven erlauben es uns, dass wir ständig etwas fühlen, sehen, hören, schmecken, ertasten oder riechen können. Durch Nervenbahnen gelangen die Informationen schnell in unser Gehirn. Dieses bewertet dann je nach Erfahrungsschatz, wie der Organismus auf eine entsprechende Situation reagieren muss. Empfindet unser Gehirn zum Beispiel einen Reiz als unangenehm, dann wird diese Information im Gehirn gespeichert. Je nachdem, wie stark die Empfindung ist, desto höher ist das Stressempfinden. Unter Stress gesetzt wird unser Organismus dadurch, dass unser Körper über die Hormondrüsen und die

Nebennieren Adrenalin ausschüttet. Unser Herzschlag und unsere Atmung geraten regelrecht in Wallung. Der Blutdruck steigt und der Körper ist in einem Alarmzustand, welcher zu weiteren unschönen Nebeneffekten führt. Exemplarisch seien hier der Magen-Darm-Trakt sowie das Immunsystem genannt. Wir alle kennen es: Uns schlägt der Stress regelrecht auf den Magen, uns wird übel oder wir sind nach erhöhtem Stress plötzlich erkältet.

Sicherlich haben Sie schon von sogenannten Adrenalin-Junkies gehört. Diese Personen haben sogar eine gewisse Abhängigkeit zu Stress entwickelt und suchen den Kick zum Beispiel durch sportliche Herausforderungen. Stress kann also ähnlich wie eine Droge wirken. Gehört man aber zu den Personen, die diesem Adrenalinrausch nicht erlegen sind, wünscht man sich nichts mehr, als das die stressauslösende Situation möglichst schnell endet.

Der erste Schritt, um Stress zu bekämpfen, ist zu verstehen, wie Stress funktioniert:

1. Alarm: Unser Körper erhält durch unser Nervensystem bzw. durch das Gehirn die Information, das uns etwas stresst. Adrenalin wird ausgeschüttet. Unser ganzes Nervensystem wird in Alarmbereitschaft versetzt.

2. Reaktion: Das Blut in unserem Körper verteilt sich anders. Aus diesem Grund werden unsere Füße und Hände plötzlich kalt. Unser Blutdruck steigt, unsere Atmung wird immer schneller und die Schweißdrüsen werden aktiv.

3. Widerstand: Um dem Stress entgegenzuwirken, gibt unser Körper vermehrt Cortisol ab. Wir erhalten mehr Antrieb und Schmerzen

scheinen plötzlich weniger zu werden. Außerdem wird unser Harndrang unterdrückt.

4. Erschöpfung: Ist der Stress eingedämmt, fährt unser Organismus langsam wieder in den Normalzustand zurück. Wenn sich dieser Prozess aber permanent wiederholt, dann schafft es der Körper irgendwann nicht mehr, den normalen Zustand wiederherzustellen. Die Folge: Daueralarm mit krankhaften Begleiterscheinungen.

Im Prinzip ist Stress ein Prozess, der von der Natur erdacht wurde, um uns vor Gefahren zu schützen. Es entstehen keine weitreichenden Schäden, wenn wir natürlichem Stress ausgesetzt sind. Denn bedenken Sie: Wir sind eigentlich sogar gestresst, wenn wir verliebt sind oder uns freuen. Stress wird erst zu einem massiven Problem, wenn wir in unserem Alltag Dauerstress unterlegen sind. Der menschliche Organismus ist nicht dafür konzipiert, ständig in Alarmbereitschaft zu sein. Aus diesem wichtigen Grund muss jeder von uns dafür Sorge tragen, den persönlichen Stress zu reduzieren, um gesundheitliche Risiken zu minimieren.

1.3. URSACHEN VON STRESS

Wussten Sie, dass jeder Fünfte in Deutschland beklagt, unter Stress zu leiden? Das bedeutet, dass diese Menschen gefühlt keinen Tag ohne Stress erleben. In der modernen Welt ist dies auch durchaus nachvollziehbar. Wir springen von einem Termin zum nächsten Termin und wissen irgendwann vor lauter Aufgaben nicht mehr, wo uns der Kopf steht. Wenn es Ihnen genauso ergeht, dann müssen Sie dringend Stress abbauen! Darüber erfahren Sie mehr im vierten Kapitel dieses Ratgebers. Zunächst einmal beschäftigen wir uns mit den Ursachen, also mit den Faktoren, die zu Stress führen. Denn das Erkennen der Ursachen ist der erste Schritt in Richtung Stressbekämpfung.

Folgende Punkte können chronischen Stress auslösen:

- Probleme oder Konflikte am Arbeitsplatz oder im Privatleben
- Multitasking, also mehrere Aufgaben parallel erledigen zu müssen
- Zu hoher Erwartungsdruck von außen oder durch einen selbst
- Termindruck: immer alles rechtzeitig erledigt haben
- Von einem Termin zum nächsten rennen müssen
- Doppelbelastung durch Familie und Arbeit
- Schwere Krankheit oder sogar Tod innerhalb der Familie
- Permanente Erreichbarkeit, ausgelöst durch den Fortschritt der digitalisierten Welt
- Zu viel Arbeit und zu wenig Zeit, um diese zu erledigen

Hinweis: Bereits jeder siebte in Deutschland sagt, dass er in seiner Freizeit weiterarbeiten muss, um wirklich alle Aufgaben zu bewältigen.

- Nach der Arbeit nicht abschalten können

Hinweis: Jeder Dritte denkt noch nach Feierabend an den Job.

- Trotz bestehender Krankheit arbeiten, dem Körper keine Ruhe gönnen

Hinweis: 70 Prozent der deutschen Beschäftigten gehen weiterhin zur Arbeit, obwohl sie krank sind

- Unzufriedenheit oder Zukunftsängste
- Bewegungsmangel

Hinweis: Fehlender Sport als Ausgleich bei sitzender oder stehender beruflicher Tätigkeit oder psychischem Stress.

- Keine Erholungszeit im Leben finden
- Ungesunde Ernährung
- Dauerhafte Reizüberflutung

Selbstverständlich haben sich im Laufe der Zeit die stressauslösenden Faktoren verändert. Im Mittelalter beispielsweise galten eher Kälte,

Hunger, Verletzungen oder Krankheiten als Stressauslöser. Heutzutage könnte eher die Hektik als hauptsächlicher Stressfaktor bezeichnet werden.

Von den oben genannten Ursachen für Stress nannten Arbeitnehmer folgende vier Punkte am häufigsten:

(1) Die ständige Erreichbarkeit
(2) Die hohen Anforderungen im Job
(3) Der permanente Termindruck
(4) Die schlechte Vereinbarkeit von Familie und Beruf

Gerade der zuletzt aufgeführte Punkt ärgert viele Menschen, da Familie für diese Personen das wichtigste im Leben ist. Zwischen Arbeit und der eigenen Familie hin- und hergerissen zu sein, ist durchaus eine schwierige Situation. Und oft bleibt das Gefühl, beiden Bereichen nicht zu 100 Prozent gerecht zu werden. Diese Doppelbelastung macht viele Arbeitnehmer krank.

1.4. WELCHE STRESSTYP SIND SIE?

Insgesamt lassen sich vier Stresstypen ermitteln. Nachfolgend können Sie nun herausfinden, welcher Stresstyp Sie sind. Gehören Sie eher zu den Einzelkämpfern? Sind Sie der vermeidende Typ? Oder vielleicht passen „Konservativ“ oder „Macher“ doch eher zu Ihnen? Sie finden sich garantiert in einem der Stresstypen wieder. Vielleicht sind Sie je nach Situation auch eine Mischung aus mehreren Stresstypen.

1. Der Einzelkämpfer: Personen dieses Stresstyps zählen eher zu den ehrgeizigen und engagierten Menschen. Oftmals wirken sie allerdings ungeduldig und regelrecht aufbrausend. Sie stehen ständig unter

Strom. Das spiegelt sich sowohl in ihrer Gestik als auch in ihrem schnellen Redefluss wider. Sie haben das Gefühl, sie müssen für alles die Verantwortung tragen und können Aufgaben nicht abgeben. Alles kommt aus ihrer Hand und die Erschöpfung ist quasi vorprogrammiert.

2. Der harmoniebedachte Vermeider: Diese Menschen sind immer auf Harmonie bedacht. Ihnen fällt es schwer, „Nein" zu sagen, weil sie vermeiden wollen, dass Konflikte entstehen. Also bürgen sich die harmoniebewussten Vermeider alles auf, damit sie in keine Streitsituation geraten. Wenn sie sich ärgern, dann lassen Personen dieses Stresstyps die Wut niemals raus, sondern verbergen diese so lange, bis sie es selbst nicht mehr aushalten können. Ständig wirken sie angespannt und ängstlich. Kein Wunder, das diese Personen mit ihrer Art schnell an ihre Grenzen stoßen.

3. Der festgefahrene Konservative: Auf den ersten Blick scheinen diese Personen die Ruhe selbst zu sein und sie wirken so, als ob ihnen alles leicht von der Hand geht. Sie gehen ihrer Arbeit gerne allein nach und sind nicht gewillt, anderen bei deren Arbeit zu helfen, vor allem dann nicht, wenn es bedeuten würde, nicht pünktlich in den Feierabend gehen zu können. Personen dieses Stresstyps sind vor allem Gewohnheit und die ihnen bekannten Prinzipien wichtig. Erst, wenn das innere Konzept ins Wanken gerät, beispielsweise weil Arbeitsstrukturen sich ändern oder der Partner die gemeinsame Beziehung beendet, gerät dieser Stresstyp unter Druck. Stress empfinden diese Menschen immer erst dann, wenn Menschen oder Ereignisse ihre konservativen Strukturen verändern wollen.

4. Der ausgeglichene Macher: Stress ist ein Thema, bei dem Personen dieses Stresstyps regelrecht in Fahrt kommen. Durch Stress fühlen Sie sich angespornt, nur noch mehr anzupacken. Tatsächlich können

diese Personen stressige Situationen sehr gut händeln. Sie helfen anderen, wo Sie können und packen stets fleißig mit an. Menschen, die sich mit diesem Stresstyp identifizieren, strotzen regelrecht vor Ehrgeiz und Leistungserbringung. Zudem finden sie den guten Mittelweg zwischen Stress und Entspannung, sodass sie sehr selten in eine krankmachende Stressspirale geraten.

Tritt Stress regelmäßig auf und nimmt dadurch überhand, kann er zu einer Belastung werden. Eigentlich regelt unser Stresstyp, wie wir auf eine Situation reagieren und für eine gewisse Zeit können wir verstärkt auftretendem Stress standhalten. Sobald der Stress allerdings chronisch wird, hilft auch die beste Bewältigungsstrategie unseres Stresstypen nicht mehr weiter. Dann entstehen physische und psychische Folgeschäden wie Kopfschmerzen, Schlafprobleme, Magen-Darm-Erkrankungen, Burn-out oder Depressionen. Sogar ein Herzinfarkt kann in Folge von Stress entstehen.

1.5. DISTRESS VS. EUSTRESS

Eingangs wurde erwähnt, dass Stress nicht immer negativ wahrgenommen wird. Sind wir positivem Stress ausgesetzt, kann dieser uns sogar zu Höchstleistungen anspornen. Bereits zu Beginn des Ratgebers habe ich erwähnt, dass es sowohl positiven als auch negativen Stress gibt. Erinnern Sie sich noch an die Fachbegriffe?

Der Begriff für positiven Stress lautet *Eustress*. Negativen Stress bezeichnet man als *Distress.*

Sobald wir von Stress abhängig werden, weil wir süchtig nach dem Adrenalin-Kick sind, kann der positive Eustress schnell in den negativen Distress übergehen.

Wir wissen nun, dass uns nicht jede Art von Stress krank macht und dass sogar Hormone dafür sorgen, dass wir leistungsfähiger und aufmerksamer sind. Eustress nehmen wir wahr, wenn wir beispielsweise kurz vor einem persönlichen Höhepunkt im Leben stehen. Dies kann die erste große Liebe sein, die eigene Hochzeit oder die unserer Kinder, die Geburt der eigenen Kinder oder der Enkelkinder. Sicher fallen Ihnen noch weitere Höhepunkte ein. Aber nicht nur im privaten Bereich können wir diesen positiven Stress wahrnehmen. Stellen wir uns beispielsweise einen Leistungssportler vor, der kurz vor einem alles entscheidenden Wettkampf steht oder einen Popstar, der ein Konzert vor tausenden Menschen gibt – auch diese Personen werden in solchen Momenten den positiven Stress deutlich spüren.

Hingegen gehören alle Situationen im Leben, die wir als negativ empfinden, zum Distress. Da wir oftmals nicht fähig sind, alles zur eigenen Zufriedenheit perfekt zu erfüllen oder den Anforderungen von anderen nicht gerecht werden können, werden wir unter Umständen krank. Nachfolgend erfahren Sie, anhand welcher Merkmale Sie eine Situation eher dem Eustress oder dem Distress zuordnen können.

<u>Merkmale von Eustress:</u>

- Kurzfristig sind Sie sehr angespannt.
- Die Situation ist zwar eine Herausforderung für Sie, aber Sie wissen, Sie werden diese Situation mit Bravour meistern.
- Sie bemerken einen regelrechten Energieschub. Sie werden leistungsfähiger.
- Ist die Situation erfolgreich bestanden, geht die Anspannung schnell in Entspannung über.
- Die ganze Situation, selbst die Aufregung am Anfang, stimmt Sie glücklich. Sie fühlen sich stark und sind optimistisch.

<u>Merkmale von Distress:</u>

- Die Belastungen sind längerfristig und kehren wieder.

- Sie fühlen sich überfordert, da Sie der Situation nicht gewachsen sind.
- Sie wirken eingeschränkt in Ihren Handlungen.
- Sie schaffen es nicht, Lösungen zu finden, die rationaler Natur sind.
- Es gibt keine Entspannungsphasen.
- Sie werden durch die Situation nicht stärker, sondern sind ängstlich und gereizt.
- Sie bemerken, dass Sie in der Erschöpfungsphase angelangt sind.
- Außerdem sind Sie immer häufiger krank.

Es ist ein schmaler Grat zwischen Eustress und Distress. Oftmals sind die Grenzen zwischen den beiden fließend. Positive Situationen können schnell in Distress übergehen. Dies ist vor allem dann der Fall, wenn eine stressige Herausforderung länger dauert bzw. anhält als angenommen. Dann kann sich unser Eustress schnell in negativen Stress umkehren.

Anhand der vier verschiedenen Stresstypen wird deutlich, dass Menschen unterschiedlich mit Stress umgehen und demzufolge auch unterschiedlich belastbar sind. Haben Menschen einen guten Lebensstil, können sie unter Umständen besser mit Stress umgehen, da sie ihrem Körper nur gute Dinge zuführen. Setzt man seinen Körper jedoch ständig Giften wie Drogen, Nikotin oder Alkohol aus, dann sind wir stressanfälliger, da wir unseren Körper schwächen. Zwar meinen Raucher, dass ihnen eine Zigarette zwischendurch bei der Stressbewältigung hilft, das ist aber nicht korrekt. Eine Zigarette kann den Stress nicht wegzaubern.

2. Die möglichen Folgen von Stress

Anhaltender Stress macht uns krank. Es ist kein Geheimnis, das Stress in unserem Kopf beginnt. Wenn wir gegen all unsere Motive arbeiten und ständig Aufgaben erledigen, in denen wir keinen Sinn mehr sehen, dann fängt unser Kopf an, Stress zu empfinden. Mit der Zeit nagt dieser zuerst innerlich an unserer Seele und hat anschließend Auswirkungen auf unsere Gesundheit. Die Folgen sind körperliche und mentale Reaktionen, über die in diesem Kapitel ausführlicher berichtet wird.

Wer dauerhaft unter negativen Stress steht und es nicht schafft, diesen Stress abzubauen, muss früher oder später mit ernsthaften Reaktionen rechnen. Wir alle kennen es: Wir sind geschafft von der Arbeit und anstatt uns erst einmal abzureagieren, setzen wir uns vor den Fernseher. Wir lassen uns berauschen. Aber eigentlich müssten wir aktiv dafür sorgen, dass wir unsere Stressenergie abbauen. Es ist erwiesen, dass es uns bei extremem Stress kaum hilft, uns einfach nur durch den Fernseher unterhalten zu lassen. Ein guter Film oder unsere Lieblingsserie können uns nur sehr langsam dabei helfen, unseren Stress abzubauen. Effektiver ist körperliche Anstrengung in Form von Sport. Wer sich bei Stress nur vor den Fernseher setzt, der sorgt dafür, dass das Stresslevel im Körper über längere Zeit sehr hoch bleibt.

Positiver Stress hingegen kann uns zwar zu Höchstleistungen anspornen, aber einige Fachleute gehen davon aus, dass anhaltender Eustress ebenfalls gesundheitsschädigend sein kann. Dies liegt daran, dass wir uns unterschwellig zu richtigen Dauerbelastungen antreiben, da wir durch das Stresshormon Adrenalin regelrecht berauscht sind.

2.1. ANZEICHEN VON STRESS

Wie bereits erwähnt ist Stress ein Schutzmechanismus unseres Organismus. Der Urzeitmensch war auf seine Instinkte angewiesen. Bei Gefahr konnte er fluchtartig das Weite suchen oder einen Angriff starten. Dabei half ihm das Adrenalin in seinem Körper. In der Moderne haben wir teilweise verlernt, rechtzeitig auf die Signale unseres Körpers zu reagieren. Die vielen Umweltreize belasten uns. Einige Menschen können besser mit Stress umgehen als andere. Dies zeigt sich anhand der vier verschiedenen Stresstypen, die ich Ihnen in Kapitel 1.4. beschrieben habe. Einige Menschen reagieren schon auf kleinere Angelegenheiten gestresst. Wieder andere bemerken ihren Stress erst, wenn es schon fast zu spät ist. Das jeder Mensch auf Stress unterschiedlich reagiert, liegt daran, dass ein jeder andere Verhaltensmuster in sich trägt. Außerdem spielt die persönliche Einstellung zu Stress eine Rolle und auch erbliche Faktoren können unsere Stressresistenz beeinflussen. Emotionale Menschen sind meistens schneller gestresst als ruhige, sachliche Menschen. Unser Gehirn versucht blitzschnell, eine Situation als Stressfaktor zu identifizieren oder eben auch nicht.

Nachfolgend gehe ich auf verschiedene Faktoren ein, die daraufhin deuten können, dass Sie massiv unter Stress stehen. Diese Faktoren werden in körperliche und psychische Anzeichen unterteilt. In diesem Zusammenhang sollte jedoch erwähnt werden, dass körperliche Faktoren auch zu psychischen Folgen führen können und umgekehrt.

2.1.1. Körperliche Anzeichen für Stress

Bleiben wir zunächst bei den Hormonen. Die Hormone Adrenalin und Cortisol sorgen dafür, dass wir in Situationen der Belastung schneller reagieren können, indem sie unserem Körper Zucker und Fett zur unmittelbaren Verwertung zur Verfügung stellen. Jeder von uns kennt dieses Gefühl, wenn unser Organismus bei Stress „hochfährt". Plötzlich können wir eine beachtliche Leistung abrufen. Und genau das haben wir den Hormonen Adrenalin und Cortisol zu verdanken. Stress hilft uns dabei, vorwärtszukommen und uns weiterzuentwickeln. Wäre das nicht der Fall, könnte es sein, dass wir auch heute noch in Höhlen leben würden. Fortschritt wäre undenkbar gewesen.

Dauerhafter Stress führt uns nun zu unserem ersten Faktor: Stress kann dick machen! Schuld daran ist das Hormon Cortisol. Zwar ist dieses sehr hilfreich, wenn wir in brenzlige Situationen geraten oder unbedingt unsere Leistungsfähigkeit abrufen müssen. Steht unser Körper aber unter Dauerstress, entsteht in unserem Körper ein sogenannter Cortisolmangel. Dann werden mit der Zeit Muskeln abgebaut, wir werden träge und wir bekommen Heißhunger auf zuckerhaltige Lebensmittel. Die Nebennieren sind erschöpft. Die Folge: Unser Organismus fühlt sich ständig unterzuckert. Dadurch, dass in solchen Phasen täglich zu zuckerhaltigen Lebensmitteln gegriffen wird, steigert sich unser Insulinspiegel. Das wiederum schlägt sich schnell auf unser Gewicht nieder. Es gibt allerdings auch Menschen, die im Gegensatz zu den Stress- Essern in Stresssituationen aufhören zu essen. Diese Menschen nehmen in schwierigen Zeiten also eher ab als zu.

Ein weiteres Symptom bei zu viel Stress ist die Unfähigkeit, Leistung zu erbringen. Die bereits oben angedeutete Trägheit kann schnell in Müdigkeit ausarten, welche sich ebenfalls in Schlafstörungen zeigen kann. Ein Grund für die Schlaflosigkeit vieler Menschen ist, dass sie nicht dazu in der Lage sind, vor dem zu Bett gehen abzuschalten. Probleme an der Arbeit oder im Privatleben lassen uns nachts kaum schlafen. Die innere Unruhe führt dazu, dass wir am Tag mit Mattigkeit und Müdigkeit zu kämpfen haben. Ferner sinkt unsere Leistungsfähigkeit.

Wenn Sie bemerken, dass Sie immer häufiger erkältet sind oder sich ständig eine Grippe einfangen, dann deutet das ebenfalls stark darauf hin, dass Sie unter Dauerstress leiden. Denn gerade unser Immunsystem reagiert allergisch auf Stress. Dann haben Erkältungs- und Grippeviren ein leichtes Spiel.

Darüber hinaus reagieren viele Menschen bei Stress mit Magen-Darm Problemen. Im schlimmsten Fall erleiden Sie ein Magengeschwür, welches bei weniger Stress erst gar nicht entstanden wäre.

Ein auftretender Tinnitus oder Kopfschmerzen bis hin zu Migräne sind ebenfalls eindeutige körperliche Anzeichen für Stress. Die ständige Belastung sowie die permanente Grübelei über Sorgen und Ängste lassen unsere Muskeln verspannen. Das wiederum äußert sich dann schnell im Kopf mit einem schmerzhaften Pochen. Muskelverspannung betreffen aber nicht nur die Nackenpartie und somit den Kopf, sondern können im gesamten Körper auftreten. Sind Sie von chronischen Schmerzen betroffen, können diese sich immer weiter verschlimmern. Ebenso können Rückenschmerzen ein Stressanzeichen sein.

Die Folgen von Stress können auch das Herz-Kreislauf-System betreffen. Unsere Herzkranzgefäße können verkalken. Im schlimmsten Fall erleiden wir einen Herzinfarkt oder einen Schlaganfall. Durchblutungsstörungen können zudem dafür sorgen, dass wir eine Thrombose bekommen.

Empfinden wir eine sexuelle Unlust und haben beispielsweise Erektionsprobleme, kann dies ebenfalls auf erhöhtem Stress zurückzuführen sein.

2.1.2. Psychische Anzeichen für Stress

Aus psychologischer Sicht sind Traumata die schlimmste Form von Stress, die über uns hineinbrechen kann. Wenn wir in der Vergangenheit ein extremes Erlebnis psychisch nicht verarbeiten konnten, dann löst dies in unserem Körper ein Trauma aus. Dieses kann uns immer wieder heimsuchen, vor allem dann, wenn es nicht mit psychologischer Hilfe behandelt wird. Jedes Mal, wenn das Trauma wiederkehrt, wird unser Körper in einen Stresszustand versetzt. Wir sind dann im schlimmsten Fall nicht mehr Herr unserer Gedanken und Handlungen. Gewalt, Missbrauch, schwere Unfälle oder andere traumatische Erlebnisse können dazu führen, dass wir unser Leben lang mit einem Trauma zu kämpfen haben.

Ein erstes Indiz dafür, das wir unter Stress leiden, sind Probleme mit unserer Konzentration. Da uns sowohl beruflich als auch privat immer mehr abverlangt wird, fällt es uns immer schwerer, uns nur auf eine Sache zu konzentrieren. Wer nicht gelernt hat, seine anfallenden Tätigkeiten Stück für Stück abzuarbeiten, der kann schnell unter Stress geraten, hektisch werden und schafft es nicht mehr, sich richtig zu konzentrieren. Nichts gelingt mehr. Dies kann dann wiederum dazu führen, dass wir permanent gereizt sind und uns ständig unzufrieden fühlen. Dies liegt daran, dass wir tief in unserem Herzen mit einem Gefühl der Hilflosigkeit konfrontiert sind. Die ständigen Belastungen, die durch die Außenwelt und unseren innerlich selbst erzeugten Druck entstehen, lassen den Stress in uns erst so richtig wachsen und gedeihen. Viele Menschen halten diese Zustände nicht aus. Sie greifen dann zu Drogen oder Alkohol. Mitunter kann Stress also dazu führen, dass wir in eine Sucht geraten.

Psychische Erkrankungen wie Angstzustände, Panikattacken, Nervenzusammenbrüche, Burn-outs oder sogar Depressionen können massive Stressanzeichen sein. Wenn Sie Ihren Stresspegel nicht langfristig senken, dann können diese psychischen Erkrankungen ein Teil Ihres Lebens werden.

2.2. BURN-OUT

2.2.1. Definition von Burn-out

Unter einem Burn-out verstehen wir einen Zustand, der uns emotional, geistig und auch körperlich in die absolute Erschöpfung drängt. Burn-out-Patienten fällt es schwerer, sich richtig zu konzentrieren. Außerdem machen sie viele Fehler, was früher nicht der Fall war. Sie fühlen sich im Berufs- und/oder Privatleben völlig überfordert. Die Ursachen sind vielfältig.

2.2.2. Die verschiedenen Phasen des Burn-outs

Wer unter Burn-out leidet, kann eine Vielzahl an verschiedenen Symptomen vorweisen. Diese Symptome können emotionaler, psychischer oder psychosomatischer Natur sein. Ebenso ist ein Leistungsabfall zu beobachten. Es gilt, jeden Menschen, der von einem Burn-out betroffen ist, individuell zu betrachten. Es müssen nicht bei jedem Menschen die gleichen Symptome auftreten. Ein Krankheitsanzeichen wird jedoch von allen Patienten gleichermaßen genannt: die massive Erschöpfung.

1. Phase des Burn-outs

In der ersten Phase des Burn-outs ist zu beobachten, dass viele Patienten zunächst eine Menge Energie in ihre zu bewältigenden Aufgaben stecken. Die Gründe dafür können unterschiedlich sein. Einige Menschen sprühen nur so vor Ehrgeiz, Idealismus oder Perfektion und andere wiederum wurden durch äußere Umstände dazu gezwungen, „Mehrarbeit“ zu leisten. Es ist entweder der Job oder das Privatleben, das den Menschen viel abverlangt.

Ein frühes Warnzeichen für einen bevorstehenden Burn-out: Ein Patient schafft es in seiner oftmals stark begrenzten freien Zeit nicht, sich von den ihm zugewiesenen Aufgaben zu lösen. Dabei sollten wir in unserer freien Zeit eher an uns denken und unseren Bedürfnissen nachkommen. Wer sich nicht mehr erholen kann, bei dem sinkt automatisch die Leistungsfähigkeit. Und dadurch wiederum muss dann vielmehr Kraft als eigentlich nötig für die Erledigung der existierenden Aufgaben aufgewendet werden.

Diese ersten Merkmale zeigen Menschen, die auf ein Burn-out zusteuern:

- Sie leugnen die eigenen Bedürfnisse stark
- Sie fühlen sich unentbehrlich
- Sie verdrängen Enttäuschungen und Misserfolge
- Sie scheinen nie Zeit zu haben, besonders für sich selbst
- Sie schränken ihre sozialen Kontakte ein, sowohl privat als auch im Berufsleben
- Sie haben das Gefühl, ihre Lebensfreude verloren zu haben

Im nächsten Schritt zeigen Betroffene erste Anzeichen von Erschöpfung. Zu den entsprechenden Anzeichen gehören:

- Schlaflosigkeit
- Das Gefühl von Rastlosigkeit
- Das Gefühl, unter einem Energiemangel zu leiden
- die Anfälligkeit für Infektionen steigt
- Unkonzentriertheit
- Die Unfallgefahr steigt

2. Phase des Burn-outs

Wer sich erschöpft fühlt, bei dem kippt automatisch die Leistungsbereitschaft. Der frühere Ehrgeiz, viele Aufgaben bewältigen zu wollen, ist erloschen und Betroffene zeigen in der zweiten Phase eines Burn-outs ein stark reduziertes Engagement. Zudem haben Betroffene erwartet, für ihr bisheriges Engagement in irgendeiner Form entlohnt zu werden. Wenn dies nicht passiert, steigt die Frustration.

Innerlich haben Patienten schon längst ihren Job gekündigt, da die eigene Frustration über die mangelnde Anerkennung im derzeitigen Job sehr hoch ist. Des Weiteren benötigen diese Menschen viel längere Pausen als üblich oder sind häufiger krank. Ferner erledigen sie nur noch die nötigsten Aufgaben und versuchen, irgendwie durch den Tag zu kommen. Zusätzliche Aufgaben werden nicht mehr erledigt. Das frühere Engagement ist verschwunden.

Außerdem ist zu beobachten, dass betroffene Menschen immer zynischer werden. Die Betroffenen verlernen ihre Fähigkeit zur Empathie. Im Umgang mit anderen Menschen wirken sie gefühlskalt. Dies zeigt sich sowohl im privaten Umfeld als auch bei Ausübung des Berufes. Besonders schwierig ist es, wenn der Betroffene einen Beruf ausübt, bei dem ein hohes Maß an Empathie gefordert ist, beispielsweise in der Altenpflege oder der Kinderbetreuung.

Darüber hinaus sind Auswirkungen in der ganzen Familie sichtbar. Plötzlich stellt die vom Burn-out betroffene Person immer höhere Ansprüche an Partner und Kinder. Zudem können diese Menschen nicht mehr genügend Geduld aufbringen, um sich mit ihren Kindern zu beschäftigen. Keiner scheint es ihnen recht zu machen.

<u>In dieser zweiten Phase lassen sich folgende Anzeichen bei Betroffenen feststellen:</u>

- Der eigene Idealismus schwindet.
- Das Engagement wird stark zurückgefahren.
- Betroffene haben das Gefühl, niemand um sie herum schätzt sie

oder die Arbeit, die sie leisten.

- Sie fühlen sich von Job oder/und Familie ausgebeutet, ohne etwas zurückzubekommen.
- In der Freizeit blühen diese Menschen regelrecht auf, es sei denn das Privatleben macht ihnen zu schaffen. Dann kann es sein, dass sie eher im Job aufblühen.
- Verlust von Empathie gegenüber anderen Menschen bis hin zu Gefühlskälte sowie Zynismus.

3. Phase des Burn-outs

In der dritten Phase zeigen sich erste emotionale Reaktionen des Betroffenen. Zeigt dieser in Phase 1 noch ein hohes Maß an Ambition, welche in der zweiten Phase in eine große Frustration umgeschlagen ist, so bemerkt der Patient nun eine Desillusionierung. Die Realität im Job und/oder in der Familie sind ganz anders als die Wünsche des vom Burn-out betroffenen Patienten. Einige geben sich selbst die Schuld daran, dass alles aus dem Ruder läuft. Andere wiederum geben Menschen im Umfeld die Schuld an der Misere. Gibt man sich selbst die Schuld, dann kommt es schnell zu depressiven Verstimmungen. Beschuldigt man hingegen andere Menschen, dann reagiert man eher aggressiv.

Anzeichen für die dritte Phase bei Betroffenen:

- Sie fühlen sich hilflos und ohnmächtig
- Sie sind extrem launisch
- Sie geraten schneller in Konflikte mit anderen Personen
- Sie sind intolerant
- Sie sind ständig wütend
- Sie fühlen sich innerlich leer
- Das eigene Selbstwertgefühl sinkt
- Sie sind ständig pessimistisch

- Sie geben entweder sich oder anderen die Schuld für das „Versagen“
- Sie sind ungeduldig
- Sie sind schneller reizbar
- Sie zeigen Angstzustände
- Sie sind oft niedergeschlagen
- Sie fühlen sich antriebslos

4. Phase des Burn-outs

Die eigene Motivation ist gesunken. Der Betroffene fühlt sich nun emotional stark belastet und dadurch weniger leistungsfähig. Flüchtigkeitsfehler sind an der Tagesordnung und Termine werden vergessen. All das sind Dinge, die der Burn-out-Patient früher mit Bravour gemeistert hat.

Weiterhin können folgende Auffälligkeiten in der vierten Phase bei Betroffenen beobachtet werden:

- Veränderungen lehnen diese Menschen ab
- Es fehlt ihnen mit einem Mal schwer, komplexere Aufgabenstellungen zu erledigen
- Sie sind viel weniger kreativ als früher
- Sie können nur noch in Schwarz oder Weiß denken und sind nicht mehr dazu in der Lage, richtig zu differenzieren
- Sie machen nur noch „Dienst nach Vorschrift“

Für die oben beschriebenen Punkte „differenziertes Nachdenken“ und „Veränderungen“ müsste der Betroffene eigentlich eine gewisse Kraft aufwenden. Doch wegen schwindender Leistungsfähigkeit können Menschen in der vierten Phase des Burn-outs diese Kraft kaum noch aufbringen.

5. Phase des Burn-outs

Auf die schwindende Leistungsfähigkeit folgt Desinteresse. Betroffene berichten, dass sie sich gerade in dieser Phase emotional zurückziehen und gleichgültig agieren. Treffen mit Freunden werden abgesagt und Familienmitgliedern wird aus dem Weg gegangen. Man möchte nur noch allein sein, obwohl man eigentlich gerade in dieser extremen Phase auf die Hilfe von anderen Menschen angewiesen ist.

6. Phase des Burn-outs

In der sechsten Phase reagieren Betroffene psychosomatisch. Die eigentlich psychische Belastung schlägt sich nun auf den Körper nieder. Erste psychosomatische Anzeichen tauchen zwar auch in der Anfangsphase auf, doch in der sechsten Phase sind sie häufiger und extremer.

Psychosomatische Reaktionen von Betroffenen in Phase 6 sind:

- Sie sind anfälliger für Infekte
- Sie beobachten oftmals eine starke Gewichtsabnahme oder -zunahme aufgrund veränderter Essgewohnheiten während des Burn-outs
- Viele Menschen klagen über Verdauungsprobleme wie Erbrechen, Durchfall oder Magenkrämpfe
- Sie bemerken einen erhöhten Blutdruck oder berichten davon, dass sich ihre Brust eingeengt fühlt. Auch Herzrasen ist ein beschriebenes Symptom
- Weiterhin geben Betroffene an, sie hätten sexuelle Probleme
- Der Konsum von Genussmitteln steigt stark an (zum Beispiel Kaffee, Nikotin oder Alkohol)
- Sie berichten von vermehrten Albträumen und generellen Schlafproblemen
- Sie klagen vermehrt über Kopfschmerzen, Rückenschmerzen

oder sonstige Muskelverspannungen

7. Phase des Burn-outs

Diese Phase kann unter dem Stichwort „Verzweiflung" zusammengefasst werden. Betroffene berichten, dass sie sich in dieser Phase so hilflos wie noch nie gefühlt haben. Ihnen erscheint ihr ganzes Leben sinnlos und leer. Einige Patienten haben sogar Suizidgedanken. In dieser letzten Phase eines Burn-outs befindet sich der Betroffene schon in einer schweren Depression.

2.2.3. Welche Menschen in ein Burn-out geraten

Wir wissen nun, das Burn-out nicht gleich Burn-out ist. Für alle Patienten kann es unterschiedliche Gründe haben, in ein Burn-out zu geraten. Wie ich weiter oben bereits schon einmal erwähnt habe: Jeder Betroffene ist individuell zu betrachten. Experten sind sich einig, dass es zwei bestimmte Typen von Menschen gibt, die besonders anfällig dafür sind, in ihrem Leben ein Burn-out zu haben.

Zum einen wäre das Menschen, die nur über ein geringes Selbstwertgefühl verfügen. Diese Personen sind sehr passiv und versuchen, nicht negativ aufzufallen und Konflikte zu vermeiden. Sie wirken reserviert und es scheint so, als würden sie besonders viel Liebe benötigen. Zum zweiten Typ hingegen gehören eher selbstbewusste, ehrgeizige Mensch. Sie wollen viel erreichen und sind mit vollem Elan dabei, ihre Ziele umzusetzen.

Auf den ersten Blick erscheinen diese beiden Typen von Menschen sehr unterschiedlich. Doch betrachtet man die Details, die zu einem Burn-out führen können, erkennt man Gemeinsamkeiten. Schließlich möchten beide durch ihr Umfeld Anerkennung bekommen. Der erste Typ Mensch möchte von allen anderen Menschen gemocht und geliebt werden. Der zweite Typ Mensch möchte für seine Leistung bewundert werden. Weiterhin haben beide Schwierigkeiten damit, ihre Gefühle auszudrücken. Sie vertrauen sich aus diesem Grund kaum einer anderen Person an.

Außerdem zeigen Burn-out-gefährdete Personen folgende innere Eigenschaften:

- Das eigene Handeln wird infrage gestellt
- Die eigenen Ziele sind oft viel zu hochgesteckt
- Sie möchten sich selbst und anderen bei der Erfüllung der Ziele/Erwartungen gerecht werden
- Sie spielen im Leben eine einzige Rolle, beispielsweise die erfolgreiche Karrierefrau oder den aufopferungsvollen Pfleger
- Ihr eigenes Selbstbild hängt stark von der Erfüllung dieser Rolle ab
- Ihnen fällt es schwer, die eigenen Schwächen zu sehen/zu akzeptieren.
- Sie können sich nicht eingestehen, dass sie hin und wieder Hilfe benötigen
- Gefährdete Menschen haben Schwierigkeiten damit, „Nein“ zu sagen, da sie denken, sie müssen alles schaffen
- Beim Erreichen des Ziels erwarten sie eine Anerkennung von anderen

Folgende äußere Dinge können auf eine Person, die von einem Burn-out gefährdet ist, einwirken:

- Ungelöste Konflikte mit anderen Menschen
- Überlastung im Berufs- und/oder Privatleben
- Sie erhalten durch andere Menschen nie oder sehr selten Lob bzw. Anerkennung für ihre Leistung
- Sie belohnen sich selbst zu selten

- Das Leben meint es oft nicht gerecht mit ihnen
- Bürokratische Hürden
- Inneres Dilemma zwischen den eigenen Wertvorstellungen und der des Jobs, der Familie oder der Gesellschaft
- Fehlende Selbstkontrolle
  - Kaum Unterstützung im Privatleben

Die Spirale, in ein Burn-out zu geraten, beginnt oftmals damit, dass sich die Lebenssituation grundlegend verändert. Beispiele hierfür wären ein Jobwechsel, ein Umzug in eine komplett andere Stadt sowie generell ein Studien- oder Berufseinstieg. Das eigene Selbstwertgefühl leidet massiv, wenn sich diese Dinge anders entwickeln, als man es erwartet hat. Aber auch genau das Gegenteil kann ein Burn-out begünstigen. Dies ist dann der Fall, wenn sich *keine* Veränderung im Leben einstellt, auf die man seit Längerem hofft. Erfüllt sich dieser Lebensabschnittswechsel nicht wie gewünscht, dann erleben wir erhebliche innerliche Frustration. Diese Frustration kann in einem Burn-out enden.

2.2.4. Wege aus dem Burn-out heraus

Um einem Burn-out vorzubeugen, können Sie einiges unternehmen. Bei vielen Menschen ist der Job der Hauptgrund für den Burn-out. Allerdings kann dieser ebenfalls im privaten Bereich passieren. Denken Sie nur einmal an die überlasteten Mütter, die sowohl die Kinder als auch den Haushalt in den Griff bekommen müssen. Beginnen wir mit ein paar Strategien, die Sie im beruflichen Umfeld anwenden sollten, um Burn-out vorzubeugen:

<u>1. Verabschieden sich von unrealistischen Zielen bzw. Erwartungen</u>

Sie sollten Ihre innere Erwartungshaltung herunterschrauben. Unrealistische Ziele können Sie niemals erreichen. Vor allem dann, wenn diese nicht ihrer Qualifikation entsprechen. Weiterhin ist es ratsam, für Ihre auszuübende Tätigkeit nicht zu viel Anerkennung zu erwarten. Denn erhoffen Sie sich zu viel, dann können Sie nur enttäuscht werden.

2. Sie müssen lernen, „Nein" zu sagen

Wenn Sie bereits genug zu tun haben, dann sollten Sie nicht auch noch andere zusätzliche Aufgaben erledigen. Sagen Sie Ihrem Chef oder dem Kollegen höflich, dass Sie momentan keine weiteren Aufgaben abarbeiten können. Halsen Sie sich zudem selbst nicht noch weitere Aufgaben auf, weil Sie der Meinung sind, Sie können mehrere Aufgaben parallel erledigen. Das wird Ihnen nicht gelingen, denn niemand kann Multitasking. Zwar sagt man den Frauen nach, sie seien multitaskingfähig, doch das trifft nicht zu. Auch Frauen können nicht parallel mehrere Aufgaben zu 100 Prozent gleichwertig bewältigen.

3. Verbessern Sie Ihr Zeitmanagement

Wer sich und seine Arbeit gut strukturieren und einteilen kann und diese richtig priorisiert, gerät seltener unter Stress bzw. Zugzwang. Die Arbeit lässt sich besser bewerkstelligen, wenn Sie ein solides Zeitmanagement an den Tag legen. Zahlreiche Tipps für das perfekte Zeitmanagement finden Sie im Internet.

4. Vereinbaren Sie ein flexibles Arbeitsmodell

Es ist Fakt, dass Menschen mit flexiblen Arbeitszeiten weniger oft anfällig für ein Burn-out sind. Aus diesem Grund ist es ratsam, mit dem Chef beispielsweise über die Möglichkeit von Gleitzeit zu sprechen. Am besten lassen Sie dies in Ihrem Arbeitsvertrag festhalten.

5. Planen Sie Ihre weitere Karriere

Ihnen mag Ihr Job derzeit zwar gut gefallen, doch mit der Zeit wird auch der schönste Job der Welt mal langweilig. Aus diesem Grund sollten

Sie hin und wieder darüber nachdenken, was Sie beruflich noch alles erreichen wollen. Vielleicht machen Sie eine Weiterbildung oder denken über einen Berufswechsel nach?

6. Erreichen Sie eine Balance zwischen Beruflichem und Privatem

Überall hört man den Begriff „Work-Life-Balance", der zu Deutsch so viel wie „Balance zwischen Arbeits- und Berufsleben" bedeutet. Beide Bereiche sollen sich in einem Einklang befinden. Der Begriff ist absolut richtig und treffend gewählt. Es ist das Grundbedürfnis eines jeden Menschen, eine ausgewogene Balance zwischen Beruf und Privatleben zu haben. Wenn dies nicht gelingt, dann kann man schnell in ein Burn-out geraten. Gönnen Sie sich deshalb so oft wie möglich Auszeiten vom stressigen Alltag.

Im Anschluss an diese sechs Strategien folgen sieben weitere Strategien, die Sie in Ihrem Alltag berücksichtigen sollten. Denn schließlich sind Präventionsmaßnahmen wichtig, um nicht an Burn-out zu erkranken.

1. Wahrnehmen der eigenen Bedürfnisse

Wann haben Sie das letzte Mal Ihrem Körper und Ihrem Geist ganz bewusst ausreichend Ruhe und Erholung gegönnt? Und wissen Sie eigentlich, was Ihnen wirklich wichtig ist und was Sie sich wirklich wünschen? Sind Sie ein Mensch, der sich besonders stark für andere Menschen einsetzt, dann sollten Sie hin und wieder auf die Bremse treten. Achten Sie wieder vermehrt auf sich selbst. Ihre Bedürfnisse und Wünsche sind genauso viel wert wie die der anderen Menschen um Sie herum.

2. Grundbedürfnisse kennen

Was sind Ihre Grundbedürfnisse? Stellen Sie sich zum Beispiel vor, Sie sind eher ein kreativer Mensch, aber bei Ihrer beruflichen Tätigkeit wird Ihr kreatives Know-how nicht benötigt. Die logische Konsequenz wäre dann, dass Sie in Ihrem Job schnell frustriert wären. Frustration ist immer ein erster Schritt in Richtung Burn-out. Deshalb sollten Sie sich vor Berufsantritt genau informieren, was Ihre exakten Aufgaben sind.

3. Stress richtig managen

Richtig gehört – Stress lässt sich managen! Wer über ein solides Stressmanagement verfügt, der ist weniger anfällig dafür, an Burn-out zu erkranken. Stress ist die größte Ursache für ein Burn-out. Versuchen sie aus diesem Grund, Ihre Aufgaben möglichst strukturiert zu bewältigen. Denken Sie auch über das Erlernen von Entspannungstechniken nach. Haben Sie ein paar gute Techniken für sich entdeckt, dann integrieren Sie diese regelmäßig in Ihren Alltag.

4. Achten und befragen Sie sich regelmäßig

Hiermit ist gemeint, das Burn-out in der Regel relativ unbemerkt in Erscheinung tritt, wenn man nicht auf die kleinen Details im eigenen Alltag achtet. Deswegen ist es überaus wichtig, dass Sie immer Rücksprache mit sich selbst halten. Wie geht es Ihnen? Was hat Sie heute besonders genervt? Welchen Erfolg konnten Sie verbuchen? Wie verbissen gehen Sie an Dinge heran? Sind Sie noch zufrieden mit Ihrem Leben? Fühlen Sie sich gestresst und müssten eine Pause einlegen?

5. Entmachtung des inneren Perfektionisten

Sie können es nicht jedem recht machen. Sie müssen nicht perfekt sein. Dennoch gibt es viele Burn-out-Betroffene, die davon berichten, sozusagen einen inneren „Antreiber" zu besitzen. Sie selbst stehen sich dann im Weg. Es sind selten die anderen Menschen um Sie herum. Die größte Hürde, die Sie überwinden müssen, ist die, Ihren inneren Perfektionisten klein zu halten. Alles richtig machen zu wollen ist an sich nicht verkehrt, aber Sie müssen nicht übertreiben.

6. Akzeptieren Sie sich, wie Sie sind

Viele Menschen mit Burn-out besitzen ein mangelndes Selbstbewusstsein. Zwar überspielen sie dies oftmals mit einer starken Rolle, die sie im Leben spielen. Doch dahinter steckt immer das gleiche: zu wenig Selbstwertgefühl. Wenn Sie sich nur akzeptieren können, wenn Sie Erfolge vorweisen können und wenn andere Menschen Ihnen Aufmerksamkeit schenken, sollten Sie die Notbremse ziehen. Versuchen Sie, zu erkennen, dass Zielstrebigkeit in Maßen gut ist, aber dass Ihr jetziges Leben ebenfalls lebenswert ist. Erkennen Sie, dass Sie ein wertvoller, liebenswerter Mensch sind, der es nicht nötig hat, um die Gunst von anderen Menschen zu buhlen. Lieben Sie sich in erster Linie selbst – das ist eine der größten Vorsichtsmaßnahmen gegen Burn-out, die Sie treffen können.

7. Suchen Sie aktiv nach Hilfe und nehmen Sie diese an

In diesem Ratgeber haben Sie bereits viel über Stress gelesen und ebenso einiges über Burn-out erfahren. Womöglich erkennen Sie sich selbst in vielen der hier genannten Punkte wieder. Es ist keine Schwäche, wenn Sie nach Hilfe suchen. Vertrauen Sie sich bei einem erhöhten Stresslevel Ihren Freunden und Familienmitgliedern an oder gehen Sie direkt zu einem Arzt oder Psychologen. Gerade Letztere können Ihnen den richtigen Umgang mit Stress lehren.

2.3. DEPRESSIONEN

Depressionen können sehr unterschiedlich verlaufen, ähnlich wie dies auch bei Burn-outs der Fall ist. Einigen Betroffenen kann gut geholfen werden, wenn sie sich regelmäßig einer Therapie unterziehen. Selbst ältere Menschen sollten sich nicht davor scheuen, eine Therapie zu machen. Eine Depression ist heilbar. Aber so individuell, wie der Krankheitsverlauf bei jedem Betroffenen sein kann, so unterschiedlich kann auch die richtige Behandlung sein.

2.3.1. Definition von Depression

Es ist nicht leicht, den Begriff „Depression“ kurz und bündig zu erklären. Eine gute Definition ist auf der Seite der deutschen Depressionshilfe zu finden:

„Aus medizinisch-therapeutischer Sicht ist die Depression eine ernste Erkrankung, die das Denken, Fühlen und Handeln der Betroffenen beeinflusst, mit Störungen von Körperfunktionen einhergeht und erhebliches Leiden verursacht. Menschen, die an einer Depression erkrankt sind, können sich selten allein von ihrer gedrückten Stimmung, Antriebslosigkeit und ihren negativen Gedanken befreien.“

https://www.deutsche-depressionshilfe.de/depression-infos-und-hilfe/was-ist-eine-depression (Zugriff am 12.05.2020 um 11:20 Uhr)

Eine Depression verbessert sich nicht durch bloße Ablenkung oder der Aufmunterung durch Außenstehende. Das ist der große Unterschied zu einfacher Lustlosigkeit und tiefer Traurigkeit. Es ist wichtig, die Anzeichen einer Depression möglichst frühzeitig zu erkennen, da die Heilungschancen dann umso besser sind. Andernfalls kann es passieren, dass eine Depression über Monate oder sogar Jahre hinweg bestehen bleibt. Besonders schwere Depressionen müssen auf jeden Fall professionell behandelt werden. Bei Patienten, die unter einer solch schweren Form von Depressionen leiden, können Halluzinationen und Wahnvorstellungen auftreten.

Die Patienten haben dann beispielsweise Verfolgungswahn oder zwanghafte und immer wiederkehrende Gedanken. Bei diesem Personenkreis ist die Therapie daher oftmals von langer Dauer.

2.3.2. Depression oder Trauer?

Leidet eine Person an einer Depression oder durchlebt diese vielleicht eine Trauerphase aufgrund eines Verlustes? Dies ist sowohl für die betroffene Person als auch für Außenstehende am Anfang nicht immer deutlich erkennbar. Ein kleines Detail könnte aber Aufschluss darüber geben:

Eine an Depressionen erkrankte Person ist nicht in der Lage, echte Freude zu empfinden. Trauernde hingegen sind trotz eines schwerwiegenden Verlustes dennoch in der Lage, ab einem gewissen Punkt wieder Freude zu empfinden und zu lachen. Außerdem wird die Trauer bestenfalls mit der Zeit weniger und die trauernde Person ist – wie man oft sagt – wieder ganz sie selbst.

Es kann aber durchaus vorkommen, dass ein Todesfall das Entstehen einer Depression begünstigt. Durch Belastungssituationen und Schicksalsschläge werden starke Gefühle (beispielsweise Ärger, Trauer, Betroffenheit und Hilflosigkeit) in uns Menschen hervorgerufen. Der Betroffene ist aber trotz alledem weiterhin dazu in der Lage, in den verschiedenen Bereichen seines Lebens ein situationsangemessenes Verhalten zu zeigen, d.h. es stehen nicht alle Lebensbereiche unter dem Eindruck der Belastung.

Es kann aber auch passieren, dass ein Betroffener nicht dazu in der Lage ist, den neuen, schwierigen Zustand (in unserem Beispiel den Verlust eines geliebten Menschen) zu akzeptieren bzw. sich an die neue Lebenssituation anzupassen. In diesem Fall spricht man von einer Anpassungsstörung (früher auch als „reaktive" Depression bekannt). Je nach Art der Anpassungsstörung kann diese einige Wochen bzw. Monate dauern. Der Betroffene zeigt neben den Symptomen einer Depression u.a. auch Angst sowie starke emotionale Beeinträchtigungen. Auch die sozialen Beziehungen und die Leistungsfähigkeit sind enorm eingeschränkt, was für den Betroffenen einen hohen Leidensdruck mit sich bringt. Ausgelöst werden kann eine Anpassungsstörung beispielsweise durch familiäre oder berufliche Konflikte, finanzielle Sorgen, körperliche Erkrankungen, Krankheits- oder Todesfälle in der Familie und im Bekanntenkreis, die Geburt eines Kindes, rechtliche Probleme oder einen Umzug.

2.3.3. Der Umgang mit Betroffenen

Mit Sicherheit haben Sie sich diesen Ratgeber nicht gekauft, weil Sie vermuten, dass Sie selbst oder eine Ihnen nahestehende Person an einer Depression erkrankt ist. Wäre dies der Fall, dann hätten Sie sicherlich zu einem anderen Ratgeber gegriffen. Dennoch soll an dieser Stelle erwähnt werden, was Sie als Angehöriger eines depressiven Menschen machen können. Unterstützen Sie den Betroffenen dahingehend, dass dieser einen Arzt aufsucht. Der Arzt kann dann weiterführende Therapiemaßnahmen in die Wege leiten. Gehen Sie dabei möglichst behutsam vor. Es nützt meist nichts, den Betroffenen unter Druck zu setzen oder ihn zu etwas zu zwingen. Der Betroffene muss letztlich auch selbst erkennen, dass er ein Problem hat. Sie können ihm auch anbieten, ihn zu diesem Arztbesuch zu begleiten. Es ist außerdem wichtig, dass Sie dem Betroffenen gegenüber signalisieren, dass Sie für ihn da sind und dass es keine Schwäche ist, sich Hilfe zu suchen. Vermeiden Sie Sätze wie „Das wird schon wieder!“ oder „Nun stell dich mal nicht so an!“ Eine depressive Phase kann jeden Menschen treffen.

Des Weiteren können Sie den Betroffenen dahingehend unterstützen, das Sie sich umfassend in das Thema einlesen. Außerdem ist es sehr wichtig, dass Sie gut auf sich selbst Acht geben! Ist ein nahestehender Angehöriger (vielleicht sogar ihr Lebenspartner) oder ein guter Freund an einer Depression erkrankt, geht das meist nicht spurlos an uns vorbei. Verständlicherweise ist dies auch für Sie eine extrem belastende Situation, bei aller Geduld und Liebe für den Betroffenen. Gerade dann, wenn der eigene Lebenspartner betroffen ist, sind die Auswirkungen der Depression auch innerhalb der Beziehung deutlich spürbar. Umso wichtiger ist es, dass Sie als Angehöriger eines Menschen mit Depression sich ebenfalls Hilfe holen. Denn auch Sie müssen den richtigen Umgang mit der Situation und natürlich mit dem Betroffenen lernen, damit Sie nicht später ebenso in eine Depression verfallen. Hilfe finden Sie u.a. beim "Bundesverbandes der Angehörigen psychisch erkrankter Menschen e. V." (www.bapk.de). Und auch viele Kliniken, die auf psychische Krankheiten spezialisiert sind, bieten mittlerweile Gruppen für Angehörige von Betroffenen an.

2.3.4. Wer kann an einer Depression erkranken?

Depressionen können jeden treffen. Dabei spielt es keine Rolle, welchem Geschlecht und welcher Bildungsschicht man angehört oder wie alt man ist. In Deutschland leiden ca. drei Millionen Menschen an Depressionen. Studien zufolge sind Frauen im Schnitt häufiger als Männer von dieser Erkrankung betroffen. Bei Männern ist es oftmals schwieriger, eine Depression zu erkennen und zu diagnostizieren. Dies liegt darin begründet, dass sich die Erkrankung oft anders äußert. Mögliche Begleiterscheinungen bei Männern sind Aggressionen, eine schnellere Reizbarkeit, eine herabgesetzte Impulskontrolle und wenig Stresstoleranz. Außerdem neigen sie dazu, mehr Risiken einzugehen und konsumieren häufig mehr Alkohol und Nikotin als gewöhnlich. Sie machen ihren Mitmenschen Vorwürfe und sind unzufrieden mit sich und der Welt. Wieso Männer versuchen, eine Depression anders zu bewältigen, liegt vermutlich in unserer Gesellschaft begründet. Leider gelten psychische Erkrankungen häufig noch als Tabuthema und Betroffene erleben oft, dass sie wegen ihrer psychischen Probleme von anderen stigmatisiert werden. Männer gelten seit jeher als „das starke Geschlecht“. Zeigen sie Gefühle, wird dies als Zeichen von Schwäche angesehen. Darin könnte auch der Grund liegen, warum Männer ihre depressiven Gefühle anders ausleben.

Ein Drittel der von dieser Krankheit betroffenen Patienten ist mindestens einmal im Leben in eine depressive Phase gerutscht. Schwierig ist die Behandlung einer chronischen Depression. Dadurch, dass die Depression den Betroffenen bereits sein Leben lang begleitet hat, muss die Krankheit meist ebenso ein Leben lang behandelt werden. Bei ca. zwei Drittel der Betroffenen wiederholen sich depressive Phasen im Laufe ihres Lebens. Manchmal liegen nur ein paar Monate zwischen diesen Phasen, mitunter aber auch mehrere Jahre. Daran können Sozialkontakte zerbrechen und auch der Verlust des Jobs kann eine Folge der wiederkehrenden Depression sein. Denn verständlicherweise können Menschen oft nur schlecht damit umgehen, wenn sie erneut eine depressive Phase haben. Darunter leidet nicht nur der Job massiv, sondern eben auch die zwischenmenschlichen Beziehungen.

Negative Gedanken können bei starken Depressionsverläufen übermächtig werden und Betroffene finden meistens keinen Ausweg mehr für sich. Sie spielen mit dem Gedanken, ihrem Leben ein Ende zu setzen. In Zahlen ausgedrückt: Ca. 10 bis 15 Prozent der Depressionserkrankten sterben durch Suizid.

Wichtiger Hinweis! Wenn Sie selbst an Suizid denken oder glauben, dass das bei einem Angehörigen der Fall sein könnte, suchen Sie ohne zu zögern Hilfe. Erste Hilfe bei Depressionen und Suizidgedanken erhalten Sie bundesweit bei der Telefonseelsorge unter 0800-1110111 und 0800-1110222. Diese ist anonym, kostenlos und rund um die Uhr erreichbar.

2.3.5. Drei Hauptsymptome von Depression

Es gibt drei Symptome, die typisch für eine Depression sind. Zum einen ist dies die extreme Niedergeschlagenheit. Betroffene sind einer anhaltenden sowie starken niedergedrückten Stimmung unterlegen.

Wenn diese Niedergeschlagenheit länger als zwei Wochen anhält, kann dies ein eindeutiges Anzeichen für eine Depression sein. Ein weiteres Symptom ist die innere Leere gepaart mit dem Verlust von Interessen. Die Betroffenen haben die Hoffnung aufgegeben, dass sich ihre Lebenssituation noch einmal bessert. Das Interesse an Hobbys, dem Job und den eigenen Sozialkontakten schwinden stark. Hier besteht dringender Handlungsbedarf.

Das dritte Symptom ist die Antriebslosigkeit, die in engem Zusammenhang mit starker Müdigkeit auftritt. Den erkrankten Menschen fällt es schwer, ihre alltäglichen Aufgaben zu erfüllen. Sie sind sowohl körperlich als auch geistig erschöpft und das ohne Unterbrechung. Sogar das Aufstehen am Morgen kann eine große Herausforderung darstellen. Einige Betroffene verlassen das Bett gar nicht mehr. Für diese Menschen ist es normal geworden, immer müde zu sein. Die Antriebslosigkeit hat in diesem Fall gesiegt.

Selbstverständlich gibt es neben diesen drei Hauptsymptomen noch weitere Anzeichen, die für Depression sprechen können.

<u>Nebensymptome von Depressionen:</u>

- Betroffene spüren eine extreme Unruhe in sich
- Es fällt ihnen sehr schwer, sich zu konzentrieren und aufmerksam zu sein
- Sie wollen viel schlafen oder leiden an Schlafstörungen
- Betroffene zweifeln stark an sich selbst
- Sie machen sich selbst die größten Vorwürfe
- Sie verlieren jegliches sexuelles Interesse
- Sie sind von Schuldgefühlen geplagt

Des Weiteren gibt es ebenso körperliche Anzeichen, die sich bei einer Depression zeigen können. Da in den meisten Fällen nicht festgestellt werden, dass es eine organische Ursache für die Beschwerden gibt, bezeichnet man diese Symptome als somatisch.

Typische körperliche Symptome:

- Kopf- sowie Rückenschmerzen
- starker oder verminderter Appetit bis hin zu Appetitlosigkeit
- Magen- und Darmbeschwerden
- morgendliche Tiefs
- der Verlust des sexuellen Interesses
- Herz-Kreislauf-Erkrankungen
- Schlafstörungen

Manchmal stehen die körperlichen Beschwerden im Vordergrund, wodurch es Medizinern schwerfällt, die Depression auf den ersten Blick zu diagnostizieren. Bezeichnend ist jedoch, dass die körperlichen Beschwerden nur phasenweise auftreten. Wird die Depression dann professionell behandelt, verschwinden in den meisten Fällen die körperlichen Beschwerden.

Sollte der Arzt feststellen, dass die körperlichen Symptome tatsächlich Teil einer Depression sind, dann sprechen Mediziner von einer Somatisierungsstörung. Verstehen Sie dies bitte nicht falsch! Der Begriff Somatisierungsstörung sagt nicht aus, dass sich die Betroffenen ihre körperlichen Symptome nur einbilden, sondern dass die Depression sich vor allem in körperlicher Form zeigt.

Aus welchen Gründen Menschen überhaupt an Depressionen erkranken, ist bis heute nicht komplett geklärt. Sowohl Psychologen als auch Ärzte gehen aber davon aus, dass eine Depression nicht immer nur eine einzige Ursache hat. Es scheint so, dass eine Depression durch mehrere Faktoren begünstigt werden kann und dass diese Faktoren sich außerdem wechselseitig beeinflussen können. Wie eingangs erwähnt sind diese Faktoren bei jedem Menschen individuell.

1. Die Gene

Beweise, dass eine Depression ebenso durch die Gene vererbt werden kann, finden sich in diversen Zwillingsstudien. Unter Blutsverwandten ist die Chance, ebenfalls an einer Depression zu erkranken höher als bei Nicht-Verwandten. Wenn zum Beispiel im Laufe seines Lebens ein Zwillingsgeschwisterkind an einer Depression erkrankt, dann besteht eine 40-prozentige Chance, dass das andere Zwillingsgeschwisterkind ebenfalls mit der Zeit eine Depression bekommt. Neigen nahestehende Blutsverwandte zu Depressionen, dann sollten Sie bei sich selbst und bei anderen Verwandten ebenfalls wachsam sein. Vielleicht können Sie eine Depression dadurch rechtzeitig erkennen und Wege einleiten, um diese zu bekämpfen.

2. Die Verletzlichkeit

Es gibt Menschen, die sind verletzlicher als andere Menschen. Allerdings nennt man das Ganze erst Vulnerabilität, wenn diese Menschen auch tatsächlich anfälliger für seelische Störungen sind. Wer zu einer hohen Vulnerabilität neigt, kann schon bei wenig Stress an einer Depression erkranken. Im Gegensatz dazu sind Menschen mit einer geringeren Vulnerabilität eher fähig, stressige Situationen gut zu bewältigen, ohne dabei an einer Depression zu erkranken. Es ist sehr wichtig zu erwähnen, dass es keine Rolle spielt, wie schwerwiegend der persönliche Stress eines Menschen auf Außenstehende wirken mag. Es geht ganz allein darum, wie jeder ganz persönlich damit umgehen kann. Menschen, die in ihrem Leben mit traumatischen Ereignissen konfrontiert wurden, beispielsweise durch Vernachlässigung oder Missbrauch, erkranken häufiger an Depressionen. Dennoch ist entscheidend, welche Fähigkeiten jemand im Laufe seines Lebens erworben hat, um mit belastenden Situationen zurechtzukommen.

3. Botenstoffwechsel & Stresshormone

Tatsächlich muss einer Depression keine von außen sichtbare körperliche oder sogar seelische Belastung vorausgehen. Es wird immer wieder festgestellt, dass bei einigen Betroffenen von Depressionen ein gestörter Botenstoffwechsel im Gehirn vorliegt. Dieser betrifft den Serotonin-, den Noradrenalin- sowie den Adrenalinspiegel. Wenn diese Faktoren aus dem Gleichgewicht geraten sind, dann sind die dadurch entstandenen Vorgänge im Körper ebenso mit verantwortlich dafür, dass wir an einer Depression erkranken können. Auch ein erhöhter Cortisolspiegel kann dies begünstigen. Allerdings könnte dieser auch erst eine Folge der Depression sein. Alle fehlregulierten Stoffe im Körper können also durch eine Depression entstehen, aber auch Auslöser für eine Depression sein. Dies festzustellen ist nicht immer einfach. Wichtig für den Heilungsprozess ist es aber, diese Mängel zu beseitigen.

4. Der Stress

Allgemein bekannt ist, dass Stress keine unwesentliche Rolle bei einer Depressionserkrankung spielt. Ebenso kann eine Depression auch Stress im menschlichen Organismus auslösen. Stressfaktoren sind in diesem Fall der Verlust des Berufes, die Änderung der Lebensqualität, Konflikte und auch der Verlust von Sozialkontakten. Darüber hinaus gibt es in manchen Lebensphasen ohnehin eine höhere Stresswahrnehmung. Dies kann beispielsweise in der Pubertät oder bei Renteneintritt der Fall sein. Diese beiden Lebensphasen sind mit einem höheren Risiko behaftet, dass dort jemand an einer Depression erkrankt. Auch schwere Krankheiten oder einschneidende Trennungen können ebenfalls zu massiven Stressfaktoren führen und damit eine Depression begünstigen. Andersherum können sogar positive Ereignisse Depressionsauslöser sein, zum Beispiel eine Hochzeit, die Geburt eines Kindes oder eine Beförderung. Bei vielen Menschen wird eine Depression tatsächlich erst dann ausgelöst, wenn bestimmte Lebensabschnitte bevorstanden. Aber es gibt ebenso viele Gegenbeispiele, bei der eine Depression scheinbar ohne jeglichen Grund ganz plötzlich auftritt.

5. Die eigene Denkweise

Nicht immer müssen die vorangegangenen Ursachen eine Depression auslösen. Manchmal ist es einfach die eigene Denkweise, die als Verursacher infrage kommt. Das Risiko steigt nämlich immer dann, wenn jemand dazu neigt, sich negative Gedanken zu machen. Die persönliche Lebenseinstellung ist immer mit dafür verantwortlich, wie wir uns fühlen. Wenn jemand positiv durch das Leben geht, dann ist es unwahrscheinlich, dass dieser Mensch an einer Depression leiden wird. Hingegen steigt bei einem Menschen, der eher negativ eingestellt ist, natürlich das Risiko. Wer ein solides Selbstbewusstsein und Optimismus versprüht, der ist im Allgemeinen gut gerüstet. Wenn Sie selbst zu negativen Gedanken neigen, sollten Sie Übungen machen, die Ihnen dabei helfen, Ihre alten Denkmuster zu durchbrechen, damit Sie sich selbst vor einer möglichen Depression schützen können. Im Kapitel 4 geht dieser Ratgeber explizit darauf ein, wie Sie Stress in Ihrem Leben minimieren und wie Sie Ihre negativen Gedanken in positive umwandeln können.

6. Das Geschlecht

Wie bereits erwähnt erkrankt das weibliche Geschlecht häufiger an einer Depression als das männliche Geschlecht. Wissenschaftler denken, dass dies mit dem Hormonhaushalt einer Frau zu tun haben könnte. Denn Frauen nehmen ihre Hormonschwankungen während dem Zyklus, einer Schwangerschaft oder den Wechseljahren intensiver wahr. Außerdem bringen die beiden letztgenannten große Veränderungen im Leben einer Frau mit sich. Zwar unterliegen Männer ebenfalls hin und wieder Hormonschwankungen, aber diese sind nicht so stark ausgeprägt. Darüber hinaus verdienen Frauen meistens weniger als Männer und sind aus diesem Grund eher gefährdet, in die Altersarmut zu rutschen. Dieser

Umstand kann ebenfalls ein massiver Faktor dafür sein, um in eine Depression zu rutschen. Allerdings sei nochmals erwähnt, dass es oftmals gar nicht so leicht ist, bei Männern überhaupt eine Depression zu diagnostizieren. Die Dunkelziffer männlicher Betroffener ist vermutlich weitaus höher als angenommen.

2.3.6. Wege raus aus der Depression

Viele der nachfolgenden Tipps können nicht nur Betroffenen einer Depression helfen, sondern auch Burn-out-Erkrankten. Die Behandlung einer Depression ist in den meisten Fällen dann erfolgreich, wenn der Betroffene sowohl eine Therapie macht als auch medikamentös behandelt wird. Wartezeiten für Therapieplätze können lang sein. Ärzte haben meistens ebenfalls nur begrenzt Zeit, um sich um all Ihre Patienten zu kümmern. Deswegen ist es nicht verkehrt, verschiedene Methoden kennenzulernen, von denen einige von zu Hause aus durchgeführt werden können. Sprechen Sie aber bitte immer zuerst mit Ihrem Arzt oder Psychotherapeuten. Er muss klären, ob die hier vorgestellten Ansätze für Sie ebenfalls sinnvoll sein können! Da jeder dritte Mensch einmal in seinem Leben an eine Depression erkrankt, sind langfristige Erfolge notwendig. Schließlich ist der Leidensdruck der Betroffenen während einer Depression sehr hoch und sie wünschen sich, dem nie wieder ausgesetzt zu sein. An dieser Stelle soll noch einmal erwähnt werden:

Es ist wichtig, eine Depression frühzeitig zu behandeln, um zu vermeiden, dass diese chronisch wird.

1. Online-Therapie

Im Internet gibt es diesbezüglich zahlreiche Angebote von professionellen Psychotherapeuten. Wer dieses Angebot nutzt, kann lange Wartezeiten auf einen Therapieplatz umgehen. Teilweise verlaufen Depressionen so schlimm, dass man es nicht schafft, das Haus zu verlassen oder es kommen Angststörungen hinzu, die dies unmöglich machen. Gerade dann ist die Möglichkeit einer Online-Therapie sehr gut und hilfreich. Die Beratung im Internet funktioniert meistens mit einem computergestützten Programm, welches auf einer kognitiven Verhaltenstherapie basiert. Natürlich wird der Patient online auch von einem Therapeuten begleitet.

2. Fangen Sie mit Sport an

Sportmuffel sollten trotz innerer Widerstände versuchen, regelmäßige Sporteinheiten zu absolvieren. Sport ist nämlich ein richtig gutes Antidepressivum. Stress wird abgebaut und Botenstoffe, wie zum Beispiel Noradrenalin und Serotonin, werden im Körper aktiviert. Weiterhin hat der Betroffene das Gefühl, er selbst tut aktiv etwas gegen die Depression. Durch das gute Gefühl, das Sport in uns auslösen kann, wird mitunter Hoffnungs- und Antriebslosigkeit aus unseren Köpfen vertrieben. Wer sich für einen Gruppensport entscheidet, der wird mehr oder weniger dazu gezwungen, wieder soziale Kontakte aufzubauen.

3. Elektrische Hirnstimulation

Bisher ist dies noch Zukunftsmusik, denn diese Methode wird bisher nur in Studien getestet. Dabei werden in der Tiefe bestimmter Hirnregionen kleine Elektroimpulse durch implantierte Elektronen ausgelöst. Die Hirnregionen sind für unsere Grundstimmung zuständig und können durch die Impulse beeinflusst werden. Vergleichbar ist das Gerät mit einem Herzschrittmacher. Die Wissenschaftler sind überzeugt, dass diese Methode bald zu den normalen Therapieangeboten gehören wird, denn die Elektroimpulse scheinen bei Patienten langfristig gut zu wirken. Dies wäre ein großer Erfolg für alle Betroffenen.

4. Lichttherapie

Wer unter einer „reinen“ Winterdepression leidet, der sollte sich bei seinem Therapeuten oder Hausarzt über eine Lichttherapie erkundigen.

Diese Methode ist besonders bei Winterdepressionen sehr wirksam. Der Betroffene setzt sich innerhalb von zwei Wochen täglich zu Sonnenaufgang und -untergang 30 bis 60 Minuten vor ein Gerät, das künstliches Tageslicht erzeugt. Wenn die Lichttherapie allein nichts bewirkt, werden zusätzlich Medikamente oder Vitamin-D-Tabletten verabreicht.

5. Wachtherapie

Wer gerade in einer tiefen Depression steckt, der kann sich diesbezüglich eingehend von seinem Therapeuten beraten lassen. Bei dieser Methode soll der Patient die zweite Hälfte der Nacht oder sogar die komplette Nacht auf Schlaf verzichten. Zwar wirkt die Methode nur kurzzeitig, aber sie weckt in vielen Betroffenen Hoffnung, die Depression überwinden zu können. Einige Patienten sind wegen des kurzfristigen Erfolges bereit, weitere Therapien zu machen.

6. Psychotherapie

Für betroffene Patienten gibt es eine Vielzahl an psychotherapeutischen Angeboten. Allerdings übernehmen Krankenkasse die Kosten ausschließlich für die sogenannte kognitive Verhaltenstherapie sowie für die psychodynamische Psychotherapie. Der Betroffene muss nun Geduld beweisen und Engagement zeigen, denn eine Psychotherapie kann einige Monate dauern. Wer sich darauf einlässt (ein ganz wichtiger Faktor: Betroffene müssen dazu bereit sein!), kann aber damit rechnen, seine Depression langfristig zu überwinden und deutliche Verbesserungen bei der eigenen seelischen Stabilität zu verspüren.

Die kognitive Verhaltenstherapie beruht darauf, dass der Therapeut zusammen mit dem Patienten alte Gedankenmuster durchbricht, sodass negative Gedanken in positive Gedanken umgewandelt werden. Alte Überzeugungen werden gemeinsam analysiert und bewertet. Nach Auswertung werden die meisten Gedanken durch positive Denkweisen ausgetauscht. Die innere Einstellung des Patienten ändert sich und damit ebenso seine Art, mit einer Depression umzugehen.

Unter einer psychodynamischen Psychotherapie versteht man, dass Konflikte aus der Vergangenheit, die vorher nicht verarbeitet wurden, nun in einer Therapie aufgearbeitet werden. Zu diesen Konflikten zählen zum Beispiel Verlusterlebnisse oder auch Erlebnisse, die mit einer Kränkung der eigenen Person einhergingen. Die tiefenpsychologisch fundierte Psychotherapie sowie die klassische Psychoanalyse sind ebenfalls Bestandteil einer psychodynamischen Psychotherapie.

7. Weitere Therapiemöglichkeiten

An dieser Stelle noch zu nennen ist die interpersonelle Therapie, welche als eine Kurzzeittherapie verstanden wird. Diese Behandlungsmethode kombiniert die Verhaltenstherapie mit der psychodynamischen Therapie. Dabei steht folgendes Ziel im Vordergrund: Der Patient soll bei der Therapie Strategien erlernen, um Konflikte besser zu bewältigen. Konflikte können nämlich massiv dazu beitragen, dass sich eine Depression nicht verbessert. Zu erwähnen ist an dieser Stelle, dass die Krankenkasse diese Form der Therapie jedoch nicht übernimmt. Andere Therapiearten, wie beispielsweise systemische Therapie sowie die Familien-, Kunst oder Gestalttherapie werden ebenfalls nicht von der Krankenkasse übernommen. Bei einer stationären Behandlung können Patienten diese Begleittherapien in der Regel auf eigene Kosten hinzu buchen.

Neben der Psychotherapie wird eine Depression in den meisten Fällen zusätzlich mit Antidepressiva behandelt. Diese werden meist nur verschrieben, wenn es sich um eine schwere Form der Depression handelt. Festhalten sollte man jedoch eines: Nicht immer sind Antidepressiva wirksam. Dies liegt darin begründet, dass jeder Mensch anders auf die enthaltenen Wirkstoffe reagiert. Es gibt Betroffene, die eine unmittelbare Wirkung verspüren und somit durch Einnahme der Antidepressiva eine baldige Besserung wahrnehmen. Bei anderen Patienten wiederum bleibt der erwünschte positive Effekt leider aus. Wieder andere spüren anstelle einer Linderung der Symptome leider nur die Nebenwirkungen des Medikaments. Sollten die Wirkstoffe aber helfen, dann darf das Antidepressivum NIE ohne Weiteres abgesetzt werden! Einerseits besteht dann die große Gefahr, dass die Depression wieder entfacht wird. Und andererseits könnte dies schwerwiegende Folgen für den Körper haben. Antidepressiva müssen immer ausgeschlichen werden und dies sollte nie ohne ärztliche Begleitung passieren. Es ist wichtig, neben der Einnahme von Antidepressiva ebenfalls eine Psychotherapie zu machen. Schließlich sollte es das Ziel sein, dass man irgendwann nicht mehr auf Tabletten angewiesen ist. Nachfolgend gebe ich Ihnen noch einen kurzen Überblick über die verschiedenen Formen von Antidepressiva:

1. Selektive Serotoninwiederaufnahmehemmer oder Serotonin-Noradrenalin-Wiederaufnahmehemmer

Diese beiden Hemmer werden hauptsächlich in der Behandlung einer Depression eingesetzt. Sie bewirken beim Betroffenen, dass sein Gehirn wieder mehr Glückshormone aktiviert. Die Stimmung des Patienten wird schlagartig heller und positiver. Im Gegensatz zu früheren Pharmazeutika haben diese Tabletten viel weniger Nebenwirkungen. Die Nebenwirkungen beider Hemmer können beispielsweise eine innere Unruhe, sexuelle Unlust und auch Übelkeit sein.

2. Trizyklische Antidepressiva

Dieses Art der Antidepressiva werden schon sehr lange bei Depressionen eingesetzt. Leider haben sie eine Vielzahl unangenehmer Nebenwirkungen, aus welchem Grund sie auch nur noch selten eingesetzt werden. Zittern, Müdigkeit, trockener Mund und Verstopfung sind nur einige der möglichen Nebenwirkungen. Ältere Menschen können durch das Medikament unter erhöhter Herzfrequenz oder sogar unter Herzrhythmusstörungen leiden.

3. Monoaminooxidase-Hemmer

Dieses Mittel wird ebenfalls schon länger bei Depressionserkrankungen eingesetzt und hat leider ähnliche Nebenwirkungen wie die trizyklischen Antidepressiva. Um diese Nebenwirkungen zu umgehen, muss der Patient fortlaufend eine tyraminarme Diät machen. Der Stoff Tyramin ist vor allem in tierischen Lebensmitteln wie Wurst, Fleisch, Käse und sonstigen Milchprodukten, aber auch im abendlichen Glas Wein enthalten.

4. Weitere Medikamente im Kampf gegen die Depression

Lithium wird ebenfalls immer wieder eingesetzt und ist bekannt dafür, die Stimmung eines Patienten zu stabilisieren. Weiterhin wird berichtet, dass weniger Betroffene suizidgefährdet sind, wenn sie Lithium einnehmen.

Wer unter leichten oder mittelstarken Depressionen leidet, der kann sich auch in der pflanzlichen Heilkunde umschauen. Das wichtigste pflanzliche Heilmittel, welches bei Depressionen helfen kann, ist Johanniskraut. Problematisch ist nur die Wechselwirkung mit anderen Pharmazeutika, beispielsweise der Anti-Baby-Pille. Sprechen Sie also unbedingt mit Ihrem Arzt oder Therapeuten darüber, welche Medikamente Sie ansonsten einnehmen, damit dieser Sie über mögliche Wechselwirkungen aufklären kann.

2.4. POSTTRAUMATISCHE BELASTUNGSSTÖRUNG

2.4.1. Definition von Posttraumatische Belastungsstörung

Unter einer Posttraumatischen Belastungsstörung (Abkürzung

„PTBS") versteht man eine psychische Erkrankung, die nach einem komplexen, traumatischen Erlebnis in Erscheinung tritt, dass der Betroffene als Opfer, Augenzeuge oder auch als Helfer erlebt hat. Der englische Begriff für diese Krankheit lautet „Posttraumatic Stress Disorder" (engl. Abkürzung „PTSD"). Der Begriff „Trauma" kommt aus dem Griechischen. Er steht für die Wunden oder Niederlagen, die ein Mensch erleben kann. Interessant ist, dass die Krankheit für eine durchlebte, belastenden Situation steht und im Englischen ganz klar „stress", also der Stress, eine besondere Wertigkeit erhält. In diesem Zusammenhang kann man festhalten, dass ein belastendes Ereignis immer Stress auslöst, weshalb der Begriff im Englischen durchaus nicht falsch gewählt wurde. Eigentlich müsste der Begriff noch umfassender sein. Denn mit einer posttraumatischen Belastungsstörung ist nicht etwa derselbe Stresspegel gemeint, der auftritt, wenn wir beispielsweise unseren Arbeitsplatz verlieren. Eine posttraumatische Belastungsstörung geht tiefer. Sie tritt nur in Erscheinung, wenn sich ein Mensch in extremen Zwangslagen befindet oder sich außergewöhnlichen Erlebnissen stellen musste.

Neben der zuvor beschriebenen Posttraumatischen Belastungsstörung gibt es noch die sogenannte „Komplexe Posttraumatische Belastungsstörung". Die komplexe Variante der PTBS unterscheidet sich dadurch, dass sie durch sehr schwere und/oder langwierige traumatische Situationen entsteht. Der Betroffene zeigt erhebliche Veränderungen in seiner Persönlichkeit und seinem Verhalten. Zudem ist das Krankheitsbild der PTBS besonders ausgeprägt.

2.4.2. Ursachen und Symptome einer Posttraumatische Belastungsstörung

Es gibt zahlreiche Ursachen, die eine PTBS auslösen können. Diese sind immer mit einem traumatischen Ereignis verbunden. Befindet sich ein Mensch in einer lebensbedrohlichen Situation, reagiert die Psyche sofort, indem sie die lebensbedrohliche Situation im Geiste einfach ausblendet, um das geistige Überleben des Betroffenen zu sichern. Auf diese Weise kommt es dann zu einer Posttraumatischen Belastungsstörung.

Auslöser für eine PTBS können beispielsweise Kriege, Aufstände, Vertreibungen, Flucht und Terroranschläge sein. Auch individuelle Gewalterfahrungen (Vergewaltigungen, häusliche Gewalt, sexueller und seelischer Missbrauch, Folter, Überfälle, Entführungen) und Unfälle aller Art (Verkehrs-, Berufs-, Freizeit- und Sportunfälle) bringen ein sehr hohes Erkrankungsrisiko mit sich. Des Weiteren können auch menschlich verursachte Katastrophen (Brände, Explosionen, Flugzeugabstürze, Zugskollisionen o.ä.), Naturkatastrophen (Brände, Blitzschläge, Überschwemmungen, Lawinen oder Erdbeben) oder schwere Krankheiten bzw. Notoperationen und die Behandlung auf der Intensivstation eine PTBS auslösen.

Vgl.: https://www.neurologen-und-psychiater-im-netz.org/psychiatrie-psychosomatik-psychotherapie/stoerungen-erkrankungen/posttraumatische-belastungsstoerung-ptbs/ursache-ausloeser/ (Zugriff 13.05.2020 um 15 Uhr)

Des Weiteren sind Menschen anfälliger für PTBS, wenn sie kaum oder gar keine Unterstützung durch Sozialkontakte erhalten. Auch Menschen, deren Eltern einen geringen Bildungsstand haben, scheinen verstärkt betroffen zu sein. Wenn im engeren Umfeld Kriminalität an der Tagesordnung ist, dann kann dies ebenfalls ein auslösender Faktor für eine Posttraumatische Belastungsstörung sein. Darüber hinaus sind Menschen anfälliger, die bereits eine seelische Erkrankung besitzen. Wer in seiner Kindheit unten autoritären Eltern litt, der kann ebenfalls schneller an einer PTBS erkranken als andere Menschen.

Symptome bei einer Posttraumatischen Belastungsstörung

Personen, die an einer PTBS leiden, erleben u.a. Symptome des Wiedererlebens. Diese zeigen sich durch belastende Erinnerungen an das Trauma, Flashbacks und auch Albträume. Zudem weisen Betroffene eine Vielzahl von Vermeidungssymptomen auf. Zu diesen zählen u.a. Gleichgültigkeit und Teilnahmslosigkeit der Umgebung und anderen Menschen gegenüber. Außerdem vermeiden Betroffene Aktivitäten und Situationen, die Erinnerungen an das Trauma wachrufen könnten. Außerdem kann es zu Schlafstörungen, Reizbarkeit, Konzentrationsschwierigkeiten, Angstzuständen und Panikattacken kommen. Auch körperliche Erkrankungen können durch eine PTBS negativ beeinflusst werden. Außerdem steigt das Risiko für Suchterkrankungen, Depressionen und andere psychische Erkrankungen stark an.

Bei vielen Betroffenen ist das Selbst- und Weltbild erschüttert, da sie das Erlebte nicht mit dem eigentlich bestehenden Weltbild vereinbaren können. Außerdem ist das Vertrauen in andere Menschen nachhaltig gestört (beispielsweise nach erlebter Gewalt). Viele Betroffene leiden zudem unter schweren Schuld- oder Schamgefühlen oder unter Selbsthass. Die Leistungsfähigkeit in wichtigen Lebensbereichen ist eingeschränkt, die Bewältigung des Alltags wird für viele zur Qual.

2.4.3. Wer ist betroffen?

Eine amerikanische Studie ergab, dass etwa acht Prozent der amerikanischen Bevölkerung mindestens einmal in ihrem Leben an einer PTBS erkrankt sind. Meistens tritt die PTBS zum ersten Mal circa sechs Monate nach dem eigentlichen traumatischen Erlebnis ein. Zur Risikogruppe gehören Soldaten, Ärzte sowie Polizisten. Diese drei Berufsgruppen haben ein 50-prozentiges Risiko, einmal in ihrem Leben mit PTBS kämpfen zu müssen. Zudem gibt es Untersuchungen deutscher Wissenschaftler, die aufgezeigt haben, dass ein Vergewaltigungsopfer zu 30

Prozent gefährdet ist.

Wer unter PTBS leidet, muss umgehend psychologisch betreut werden und sich therapeutische Hilfe suchen, sonst drohen ein Leben lang immer wiederkehrende Schübe in Form von Flashbacks, die mit den oben genannten Symptomen einhergehen. Oftmals müssen Betroffene Medikamente erhalten, um neben der Psychotherapie die PTBS erfolgreich besiegen zu können. Mit professioneller Hilfe können PTBS-Patienten irgendwann wieder ein normales Leben führen.

2.4.4. Wege raus aus der Posttraumatische Belastungsstörung

Um zu erkennen, ob jemand an einer PTBS oder „nur“ an einer akuten Belastungsreaktion leidet, muss ganz genau hingesehen werden. Beide Erkrankungen ähneln sich stark. Ähnlichkeiten treten besonders bei den Angstzuständen, der Verwirrtheit als auch im Wunsch nach Isolation auf. Psychologen und Ärzte fragen den Betroffenen dann danach, wann er zum ersten Mal die entsprechenden Symptome gezeigt hat. Antwortet der Patient, dass die Symptome unmittelbar nach der psychischen Überforderung aufgetaucht sind, dann spricht alles dafür das dieser Betroffene „nur“ an einer akuten Belastungsreaktion leidet. Denn wie bereits beschrieben wurde, tritt eine PTBS erst Monate nach dem traumatischen Erlebnis ein.

Ist eine akute Belastungsstörung ausgeschlossen müssen die Ärzte und Psychologen allerdings erst einmal weiterforschen, um welche psychische Erkrankung es sich genau handelt. Denn eine PTBS ähnelt mit ihren Symptomen weiteren Krankheiten wie Angststörungen, Depressionen oder der Borderline-Störung. Bei all diesen psychischen Erkrankungen können Atemnot, Zittern, Angstschweiß oder Herzrasen auftauchen. Bevor ein Arzt einen Psychologen zurate zieht, untersucht er zuerst, ob die eben benannten Symptome nicht auch körperliche bzw.

organische Ursachen haben können. Hat der Hausarzt dies ausgeschlossen, wird er seinen Patienten an einen Psychologen weiter verweisen. Der geschulte Psychologe wird erkennen, ob es sich um eine PTBS handelt oder um eine andere seelische Erkrankung. Sollte der Psychologe im Bereich der Traumatherapie nicht geschult sein, wird er dem Betroffenen an einen Trauma-Therapeuten verweisen, der dann gezielte Fragen zum Leben des Betroffenen stellen und sich eingehend über die bisherigen Erkrankungen informieren wird. Mit viel Einfühlungsvermögen wird er gemeinsam mit dem Patienten zur Kernursache für die PTBS vordringen. Würde der Therapeut die Fragen zu direkt stellen, besteht die Gefahr, dass der Betroffene einen direkten Rückfall erleiden oder die Therapie für immer abbrechen könnte.

An dieser Stelle sei darauf hingewiesen, dass die Behandlung einer PTBS unbedingt in professionelle Hände gehört. Ein Trauma-Therapeut kann sich dem Patienten mit viel Fingerspitzengefühl nähern und ihm gezielt helfen. Wird ein falsches Therapieverfahren angewendet, kann das die PTBS eher verstärken als bekämpfen.

Ähnlich wie bei einer Depression geht der Behandlung der PTBS eine Psychotherapie voraus. Ebenso ist in vielen Fällen die Gabe von Medikamenten notwendig, damit der Patient die nötige Ruhe findet, um sich auf eine langwierige Psychotherapie einzulassen. Die Behandlung einer PTBS erfolgt durch mehrere Schritte.

<u>1. Sicherheitsgefühl erzeugen</u>

Der Patient muss sich absolut sicher fühlen und dem Therapeuten vertrauen. Er muss sich voll und ganz öffnen können. Dafür muss der Betroffene das Gefühl haben, das er und das was er sagt, geschützt sind. Damit sich ein Patient richtig auf die Therapie einlassen kann, wird in der Regel entweder eine vollstationäre oder eine teilstationäre

Behandlung empfohlen. In den ersten Sitzungen wird der Therapeut hinlänglich erklären, welche Schritte in der Psychotherapie erfolgen. Weiterhin wird er seinen Patienten über seine Erkrankung aufklären. Bei einigen Betroffenen kommt es dann zu einem regelrechten „Aha-Erlebnis", da die PTBS scheinbar unmittelbar zuschlägt und vorher kaum Anzeichen sichtbar sind. Natürlich ist ein traumatisches Ereignis in der Vergangenheit eingetreten, aber viele Betroffene wundern sich schon darüber, wieso die Psyche erst so spät auf diese Erlebnisse reagiert.

2. Stabilisieren der Psyche

Das komplette therapeutische Vorgehen wird mit dem Patienten besprochen. Gemeinsam werden Strategien ausgearbeitet, die dazu beitragen sollen, die Psyche des Patienten zu stabilisieren. Dafür zeigt der Therapeut seinem Patienten, wie er Entspannungs- oder Atemübungen machen kann. Dies soll dazu dienen, dass der Betroffene seine auftretenden wirren und negativen Gedanken abschalten kann. In diesem Schritt ist es manchmal erforderlich, ebenso medikamentös zu unterstützen, damit der an PTBS leidende Patient angstfrei seine Therapie fortsetzen kann. Die Vergabe von solch starken Medikamenten erfolgt immer unter Aufsicht, denn sie können einen Patienten schnell abhängig machen. Aus diesem Grund setzen Trauma-Therapeuten Medikamente nur gezielt ein.

3. Überwindung, Desensibilisierung & Wiederaufbereitung

In der dritten Phase zeigt der Betroffene, dass er sich immer sicherer fühlt. Erste Erfolge sind sichtbar, da der Patient bereits Techniken erlernt hat, um sich und seine Gedanken in positivere Bahnen zu lenken. Würde der Therapeut aber an dieser Stelle zu tief nachbohren, könnte das den Betroffenen schnell wieder aus der Bahn werfen. Der Patient wäre schlichtweg überfordert mit seinen ganzen Emotionen. Aus diesem Grund wählt der Trauma-Therapeut auch eher indirekte Methoden.

Damit schafft er es Stück für Stück, das Trauma zu lösen. Irgendwann ist der Zeitpunkt gekommen und der Patient ist stabil genug, um dem Trauma erneut ausgesetzt zu werden. Dabei werden die Bilder, Erlebnisse und Gefühle des Traumas direkt besprochen. Dieses Vorgehen nennt man Konfrontationstherapie, die sehr vielen Betroffenen von PTBS bereits zur Heilung verholfen hat.

Es gibt noch weitere erfolgreiche Therapieformen, die betroffenen Patienten helfen können. Eine von ihnen ist die „Eye Movement Desensitization and Reprocessing“ (kurz EMDR). Auf Deutsch in heißt es in etwa „das Augenmerk auf Desensibilisierung und Wiederaufbereitung lenken“. Sobald das traumatische Erlebnis durch einen Flashback erneut auftaucht, soll der Betroffene lernen, seine Gedanken direkt auf etwas anderes positives zu lenken. Mit der Zeit führt dieses Vorgehen dazu, dass das traumatische Ereignis nicht mehr zu Hilflosigkeit gepaart mit Angst führt, nur weil man daran denkt.

3. Beflügelt durch positiven Stress

Dieser Ratgeber setzt sich hauptsächlich damit auseinander, welche Ursachen und Folgen negativer Stress auf uns und unseren Körper haben kann. Im vierten Kapitel wird ausführlich darüber berichtet, wie Sie den negativen Stress effektiv bekämpfen können. Damit Sie Stress aber nicht nur als etwas Negatives in Ihrem Leben wahrnehmen, geht es in diesem Kapitel nun um die positiven Seiten von Stress. Im Kapitel 1.5. „Distress vs. Eustress“ wurde bereits auf die positiven Aspekte von Eustress eingegangen. Da es sich jedoch nur um einen kurzen Ausflug in die Materie handelte, soll nun das Thema „positiver Stress“ genauer durchleuchtet werden.

Dieser angebliche positive Stress ist immer wieder ein viel diskutiertes Thema. Viele Menschen nehmen in ihrem Leben die positiven Seiten von Stress oftmals kaum wahr. Unser modernes Leben mag zwar viele Herausforderungen mit sich bringen, doch genau diese können sich positiv auf unseren Organismus und unser Immunsystem auswirken. Wieso gibt es überhaupt Eustress?

Wie bereits mehrfach in diesem Ratgeber erwähnt, dient Stress in erster Linie immer dazu, uns vor einer Gefahr zu warnen. Es handelt dabei sich um eine ganz normale Schutzreaktion unseres Körpers. Bei Gefahr werden bestimmte Hormone ausgeschüttet, die unseren Organismus komplett auf den Kopf stellen können. Wir sind aufgeregt, schwitzen viel, haben einen rasenden Puls und sind manchmal höchstkonzentriert. Im Prinzip aktiviert Stress in unserem Organismus den Fluchtmodus. Dies geschieht aber eben nicht immer. Je nach Bewertung der Situation trauen wir entweder einer Situation oder tun dies eben nicht.

Wenn die erfolgreiche Businessfrau eine Stufe auf der Karriereleiter erklimmt, dann wird sie durch den positiven Stress garantiert regelrecht beflügelt sein. Dies ist auch bei einem Sportler, der dank Eustress zu Höchstleistungen angespornt wird, der Fall. Ein weiteres Beispiel, das bereits in Kapitel 1.5. dieses Ratgebers genannt wurde, ist das Verliebtsein. Unseren Körper durchströmt eine Woge explodierender Gefühle, die sich nach richtigem Glück anfühlen. Dabei ähneln die Symptome von Verliebten tatsächlich denen von negativem Stress, also Distress.

Sie sehen, Stress kann durchaus positiv sein. Distress entsteht immer erst, wenn wir das Gefühl haben, keine Kontrolle mehr über die Situation zu haben. Auch das Gefühl, die Situation nicht mehr bewältigen zu können, hat großen Einfluss darauf, ob wir positiven oder negativen Stress empfinden.

Hans Seyle ist ein Pionier auf dem Gebiet der Stressforschung. Ein berühmtes Zitat von ihm lautet: „Stress ist die Würze des Lebens“. Das ist durchaus als richtig zu erachten, denn was wäre, wenn wir gar keinen Stress mehr empfinden würden? Wir hätten im Leben keinen Ansporn mehr, über uns hinauszuwachsen, wir würden uns nicht verlieben, könnten Risiken nicht gut genug einschätzen und würden uns ständig in Gefahr befinden.

Fassen wir noch einmal kurz zusammen: Eustress versetzt uns regelrecht in Ekstase. Er bewirkt, dass wir nur so vor Aufmerksamkeit, Leistungsfähigkeit und Konzentration strotzen. Wir bekommen gute Laune, sind motiviert und erleben unbeschreibliches Glück. Dies wiederum kann sich positiv auf unser Selbstbewusstsein auswirken. Positiver Stress ist zwar in Teilen ebenso belastend für den Körper wie Distress, aber der große Unterschied ist, dass er positive Effekte auf uns ausübt. Eustress sorgt dafür, dass unser Organismus lebendig bleibt und hilft uns, eine passable Lösung für schwierige Situationen zu finden.

3.1. EINE POSITIVE ANSICHT AUF STRESS ENTWICKELN

Überall hört man, Stress sei gefährlich. Laut den meisten Experten sollten wir möglichst nie in eine Stressspirale geraten, da sonst psychische Krankheiten (wie in Kapitel 2 beschrieben) drohen. Neuste Forschungen zeigen allerdings, dass Stress zwar krank macht, aber nur wenn wir daran glauben, dass er uns krank macht. Natürlich ist jeder, der unter Stress leidet, als Individuum zu betrachten. Dennoch zeigen die Forschungsergebnisse: Wir sollten unsere Ansichten überdenken!

Vielerorts werden wir darauf hingewiesen, dass wir uns möglichst Auszeiten nehmen und unseren Stress reduzieren sollten. Schaut man allein in die Regale von Drogeriemärkten, fällt auf, dass dort viele Anti–Stress-Produkte verkauft werden: Es gibt Anti-Stress-Duschgele, Anti-Stress-Teesorten, Anti-Stress-Bälle und noch vieles mehr. Nicht zu vergessen die vielen Therapien und Bücher, die zu diesem Thema angeboten werden. Sie haben sich ja ebenso dazu entschlossen, sich diesen Ratgeber zu kaufen. Das Thema Stress soll an dieser Stelle auch gar nicht kleingeredet werden. Jeder muss für sich entscheiden, wie er zu dem Thema steht und auf welchem Stresslevel er sich bereits befindet. Es soll nur darauf aufmerksam gemacht werden, dass unser Umgang mit Stress vielleicht überdacht werden sollte.

„Jahrelang habe ich Menschen erzählt, dass Stress uns krank macht. Dass er das Risiko für vieles erhöhe - von der ganz gewöhnlichen Erkältung bis hin zu Herz-Kreislauf-Krankheiten", sagt Kelly McGonigal, Gesundheitspsychologin. Sie unterrichtet an der kalifornischen Stanford-Universität. Weiterhin sagt sie: *„Kurz gesagt: Ich habe Stress zu unserem*

Feind gemacht. Aber ich habe meine Ansicht verändert." (Beide Zitate stammen aus dem Artikel von stern.de. Zugriff am 02.05.2020 um 15:00 Uhr.

https://www.stern.de/gesundheit/ratgeber-stress/stress-kann-auch-gesund-sein--die-positiven-seiten-der-anspannung-6468106.html)

Die Studie, die McGonigal innerhalb von acht Jahren mit 30.000 Erwachsenen erhob, zeigte folgende Ergebnisse: Wer denkt, er wird das nächste Jahr über unter sehr viel Stress leiden, der stirbt mit einer 43-prozentigen Wahrscheinlichkeit früher. Im Gegensatz dazu hatten Menschen, die glaubten, dass Stress keine negativen Folgen für ihre Gesundheit hat, tatsächlich ein geringeres Risiko frühzeitig zu sterben. Hinzugefügt werden muss, dass sich diese Menschen trotzdem mehrfach im Jahr Stress ausgesetzt waren. Selbstverständlich ist diese eine Studie kein Grund, per se alles zu pauschalisieren. Dennoch sollte darüber nachgedacht werden, seine Ansicht zum Thema Stress zu überdenken, besonders dann, wenn man diesen reduzieren möchte. Betrachten Sie eben auch die positiven Seiten, die Stress mit sich bringen kann.

Stress ist der kurze Alarmzustand, den unser Körper braucht, um zu überleben. Wir sollten dankbar sein, wenn wir Stress empfinden können. Denn wer den Stress wahrnimmt, der kann rechtzeitig einlenken und den negativen Stress aus seinem Leben verbannen. Eine gesunde Einstellung zum Thema Stress ist dabei nicht verkehrt. Schließlich hilft uns Stress bei sehr vielen Dingen. Wenn wir keinen Stress empfinden würden, könnte unser Körper niemals unser Immunsystem aktivieren, welches wir für unsere Gesundheit benötigen. Ein kleines Beispiel: Es ist wissenschaftlich erwiesen, dass eine Impfung vom Körper besser verarbeitet werden kann, wenn Sie zuvor moderaten Sport betrieben haben.

Der kurzzeitige Stress, der durch die Sporteinheit ausgelöst wurde, hilft unserem Organismus, eine Impfung besser wegzustecken. Bei Wundheilungen kann dieses kleine Phänomen ebenfalls beobachtet werden. Erst, wenn Stress chronisch oder über einen langen Zeitraum auftritt, können gesundheitliche Folgen drohen.

3.2. LEBENDIGKEIT DURCH STRESS

Wer ein bedeutungsvolles Leben haben möchte, der benötigt Stress. Die Trennung vom Partner, der Verlust des Arbeitsplatzes und der Tod eines geliebten Menschen – all das sind Dinge, die zu unserem Leben dazu gehören. Umso besser, wenn die Natur diverse Schutzmechanismen entwickelt hat, welche uns trotz diverser Schicksalsschläge überleben lassen. Ein Hoch auf den Stress!

Weiterhin kann Stress bewirken, dass wir in anstrengenden Zeiten erkennen, was wir im Leben wirklich wollen und mit welchen Menschen wir dieses Leben teilen möchten. Wir entdecken unsere innersten Werte und Gefühle wieder und erkennen, was wir wollen und was wir nicht wollen. Durch Stress ergründen wir tiefergehend die Bedeutung und den Sinn unseres Lebens. Natürlich gibt es Ausnahmen, beispielsweise traumatische Erlebnisse, die in einer Posttraumatischen Belastungsstörung enden können. Stress ist immer dann gefährlich, wenn wir uns ihm hilflos ausgeliefert fühlen, er uns komplett sinnlos erscheint oder uns von anderen Menschen trennt. Aber auch diesem gefährlich anmutenden Stress können wir entgegenwirken und mit professioneller Hilfe kann es uns gelingen, unser Denken umzukehren. Kelly McGonigal sagt dazu: „Wie wir denken und wie wir handeln, kann die Art, wie wir Stress erfahren, verwandeln. [...] Ich würde nicht unbedingt um mehr stressige Erfahrungen in meinem Leben bitten", sagt die Psychologin. "Aber ich wertschätze diese nun deutlich mehr."

4. Effektive Tipps gegen Stress

Wenn Sie Ihren Stress reduzieren wollen, dann müssen Sie sehr selbstdiszipliniert sein. Vor allem die richtige Balance zwischen Stress und Entspannung ist enorm wichtig. Um diese zu finden, ist es notwendig, dass Sie in sich hineinhorchen und -fühlen, um Ihre eigenen Grundbedürfnisse richtig zu deuten.

Außerdem sollten Sie daran denken, sich gesund zu ernähren, ausreichend zu schlafen und sich genügend zu bewegen. Eine gesunde Lebensführung trägt erheblich dazu bei, uns zu mehr Stressresistenz zu verhelfen. Vielen Menschen fällt es schwer, in sich hineinzuhorchen und sich Entspannung zu gönnen. Sie haben es im Laufe ihres Lebens vergessen oder verlernt. Für diese Menschen ist es wichtig, dass sie lernen, wieder verstärkt auf sich und ihren Körper zu achten. Um zu entspannen, nutzen Menschen die unterschiedlichsten Methoden: Es gibt Personen, die nur mit Sport abschalten können. Andere wiederum können sich durch das Meditieren in den Zustand der Entspannung versetzen. Jeder muss seinen eigenen Weg finden, mit Stress zurechtzukommen und ganz für sich selbst herausfinden, was ihm in solchen Situationen guttut. Ein wichtiger Punkt, um zu lernen, wann wir Entspannung benötigen, ist Achtsamkeit. Achten Sie darauf, was Ihr Körper von Ihnen verlangt und welche Signale er Ihnen sendet. Ansonsten kann es schnell passieren, dass Sie irgendwann erkranken.

Menschen kommen mit Stress besser zurecht, wenn sie für ihre Tätigkeiten und ihr Engagement entsprechend entlohnt werden. Wer Anerkennung bekommt, der akzeptiert den Stress in seinem Leben eher ein Mensch, der sich für die Familie und/oder den Job aufopfert und dafür nichts zurückbekommt. Wer in seinem Jon unzufrieden ist, aber diesen nicht wechseln kann, da er auf den Job angewiesen ist, kennt das Gefühl. Ebenso Alleinerziehende, Lehrer und Menschen, die ihre Angehörigen pflegen müssen. Diese Personen bekommen selten etwas zurück und bewegen sich oftmals nur zwischen Anstrengung und fehlender Anerkennung. Wer zum Beispiel besser bezahlt wird, der hat auch einen geringeren Cortisolspiegel. Das bedeutet, dass diese Personen weniger gestresst sind als Personen, die deutlich weniger verdienen.

Das nachfolgende Beispiel ist gut geeignet, um unsere persönliche Stresswahrnehmung zu verdeutlichen: Stellen Sie sich eine Sekretärin vor, die nach ihrer Arbeitszeit noch im Büro bleiben muss, um dort vom Chef aufgetragene Arbeiten zu erledigen. Sie wird diese Mehrarbeit höchstwahrscheinlich als stressig empfinden. Nun stellen Sie sich vor, dass die Sekretärin nach Feierabend noch in die Stadt hetzt, um endlich die Schuhe zu ergattern, die sie schon immer haben wollte. Da dieses Vorhaben ihr Vergnügen bereitet, wird sie es nicht als stressig wahrnehmen.

Aus diesem Beispiel können Sie ableiten, dass es durchaus möglich ist, Stress anders wahrzunehmen. Unsere eigene Beurteilung ist also ausschlaggebend, ob wir Stress empfinden oder nicht. Wir sind den Belastungen, die durch Dauerstress entstehen, nicht ganz und gar wehrlos ausgeliefert. Wir können unser Denken umkehren.

Selbstverständlich ist es nicht immer angebracht, Stress stetig in etwas Positives umzuwandeln. Wer ständig Überstunden schiebt und dies als positiv wahrnimmt, der kann dennoch gesundheitliche Probleme bekommen. Wenn wir versuchen, den negative Stress dauerhaft positiven umzuwandeln, dann kann auch dieser krank machen. Das wurde bereits in vorangegangenen Kapiteln erläutert. Außerdem sei gesagt, dass nicht jeder Mensch dazu in der Lage ist, einfach nur umzudenken. Dies funktioniert nicht bei jeder Art von Stress. Einige Menschen müssen sich körperlich abreagieren, um mit Stress besser zurechtzukommen. Anderen genügt es, nur mal kurz an die frische Luft zu gehen. Stress ist so individuell, wie der Mensch, der ihn empfindet.

Was aber tun, wenn der Stress überhandgenommen hat? Wie schaffen wir es, Stress richtig abzubauen und dafür zu sorgen, dass wir nicht im Dauerstress enden und womöglich ernsthaft erkranken? Da jeder anders auf Stress reagiert, ist die Beantwortung dieser Fragen nicht ganz einfach. Aber Sie werden in diesem Kapitel viele Tipps erhalten, die Sie ausprobieren können. Vermutlich sind mehrere Methoden für Sie geeignet. Welche das sind, müssen Sie allerdings ganz für sich allein herausfinden. Es gibt Methoden, die wirken kurzfristig. Andere wiederum können Ihnen langfristig helfen, mit Stress besser zurechtzukommen.

Hier ein paar kurze Tipps zur sofortigen Reduktion von Stress:

1. Wenn Sie sich gestresst fühlen und schon wütend darüber werden, sollten Sie sich kontrolliert abreagieren. Dafür dürfen Sie kurz schimpfen, auch lauter oder mal kräftig mit dem Fuß aufstampfen.

2. Wenn Sie merken, dass Sie gerade komplett unter Strom stehen, dann zwingen Sie sich dazu, eine Pause einzulegen. Machen Sie Atemübungen, gehen Sie spazieren, gehen Sie kurz ein paar Runden joggen oder entspannen Sie ganz einfach ein paar Minuten.

3. Stresst Sie gerade das Radio oder das Telefon oder das Smartphone, weil Sie sich ständig von ihrer eigentlichen Arbeit abgelenkt fühlen? Dann ist die Lösung ganz einfach: Schalten Sie das Gerät ab!

4. Verändern Sie bei Stress kurz Ihre Wahrnehmung. Schauen Sie aus dem Fenster, träumen Sie, lassen Sie Ihre Gedanken schweifen. Das

wird Ihnen helfen, den unmittelbaren Stress kurzzeitig zu vergessen und ihn als weniger schlimm zu empfinden.

Fragen Sie doch auch mal bei Bekannten, Freunden und Familienmitgliedern herum, was diese bei Stress tun? Auch hier finden Sie garantiert einige wertvolle Tipps, die vielleicht auch Ihnen guttun werden.

4.1. SCHRITT FÜR SCHRITT DEN STRESS ABBAUEN

Nun kommen wir zu einer Schritt-für-Schritt-Anleitung, die Sie effektiv anwenden können, um so viel Stress wie möglich aus Ihrem Leben zu verbannen. Wir alle kennen das Gefühl, wenn uns alles über den Kopf wächst und die Arbeit sich nur so stapelt. Wo soll man bloß anfangen? Wie soll man es schaffen, all das abzuarbeiten? Und zu guter Letzt kommt noch mehr Arbeit hinzu. Was müssen Sie also tun, um all das schaffen zu können und Ihr Stresslevel dabei möglichst gering zu halten? Dieser Ratgeber zeigt Ihnen elf Schritte, die Sie täglich in Ihrem Leben anwenden können. Mit diesen Schritten lernen Sie, Stress zu erkennen, wahrzunehmen, umzulenken und zu sich zu finden.

4.1.1. Schritt 1: Analysieren Sie Ihre Stressursachen

Betrachten Sie Ihren Alltag vor Ihrem inneren Auge. Welche Ursachen sind es, die Sie Stress empfinden lassen? Ist es beispielsweise die Doppelbelastung durch Familie und Beruf? Schreiben Sie alles auf, was Sie in stressige Situationen bringt. Denken Sie nun darüber nach, was Sie ändern müssten, um diese Stressfaktoren zu minimieren. Vielleicht ist es notwendig, über eine Haushaltshilfe nachzudenken, sollten die finanziellen Mittel dafür ausreichen. Oder Sie fragen innerhalb der Familie, wer Ihnen im Haushalt zur Hand gehen kann. Weiterhin können Sie darüber nachdenken, in einen Job zu wechseln, der es ihnen erlaubt, mehr im

Homeoffice zu arbeiten.

Wichtig bei diesem ersten Schritt ist allerdings, überhaupt zu erkennen, wodurch Ihr Stress verursacht wird. Nehmen Sie den Stress richtig wahr? Wo benötigen Sie bei einem langen Arbeitstag und/oder Familientag Pausen zur Erholung?

4.1.2. Schritt 2: Sie bestimmen Ihren Stress selbst

Stress entsteht aus zwei Gründen. Ein Grund kann von außen kommen, beispielsweise wenn Sie immer mehr Arbeit zu erledigen haben oder Sie sich bedroht fühlen. Aber es gibt auch Menschen, die sich selbst so sehr unter Druck setzen, alles perfekt machen zu wollen und sich selbst dadurch extrem stressen. Beide Varianten können auch parallel zueinander existieren.

Als Beispiel kann hier wieder die Karrierefrau betrachtet werden. Sie empfindet Eustress, wenn sie auf der Karriereleiter aufsteigen kann. Auch wenn dies für sie bedeutet, noch mehr Arbeit zu haben. Parallel hat sie einen hohen Anspruch an sich selbst. Sie möchte alles möglichst perfekt bewältigen, um die entsprechende Anerkennung von ihrem Umfeld zu erhalten. Dieses Phänomen ist aber nicht nur in der Berufswelt zu finden.

Die fürsorgliche Mutter, die alles für ihre Kinder tut, versucht alles, um die perfekte Mutter zu sein. Dabei geht sie oftmals über ihre eigenen Grenzen hinaus. Das Haus oder die Wohnung glänzen vor Sauberkeit, die Kinder werden immer bespaßt, sobald diese es verlangen. Alles scheint perfekt. Der innere Druck der Mutter kommt allerdings nicht zutage. Dies geschieht erst dann, wenn es zu spät ist und ihr alles über den Kopf gewachsen ist. Dabei hätte sie das Familienleben einfach nur ein bisschen lockerer sehen müssen. Es ist egal, ob Socken herum liegen oder

der Abwasch einen Tag lang nicht gemacht wurde. Und natürlich wollen die Kinder beschäftigt sein. Aber es wäre auch ratsam, die Kinder hin und wieder allein spielen zu lassen, um in dieser Zeit selbst abschalten zu können.

Einen Großteil des Stresses erzeugen wir selbst in unseren Gedanken. Wir haben Erwartungen und Ansprüche an uns selbst. Dies wiederum führt schnell zu Stress. Beim ersten Schritt haben Sie bereits Ihre Stressursachen erkannt. Nun geht es darum, zu erkennen, welche der Faktoren Sie selbst erzeugen. Für welche Stressursachen sind Sie verantwortlich? Und wie können Sie diese reduzieren? Versuchen Sie in Zukunft, Dinge nicht immer perfekt machen zu wollen. Das schont Ihr eigenes Nervenkostüm. Sie müssen nicht perfekt sein! Lassen Sie los. Lassen Sie Aufgaben auch mal liegen. Besinnen Sie sich auf sich und Ihren Körper. Er benötigt Auszeiten.

Lässt sich Stress nicht vermeiden, dann hilft es, sich immer wieder vor Augen zu führen, was man bereits schon im Leben geschafft hat. Wer davon überzeugt ist, dass er mit einer stressigen Situation zurechtkommen wird, der kann seinen Stresspegel gut kontrollieren. Wenn Sie erkennen, dass Sie aus eigener Kraft eine stressige Situation bewältigt haben, dann kommt Ihnen der Stress nicht mehr ganz so übermächtig vor. Sätze wie: „Ich schaffe das, ich habe schon ganz anderes gestemmt!“, „Ich kriege das schon hin, egal was die anderen sagen!“ oder „Ich bewältige das, das ist doch ein Kinderspiel!“ sollten Ihr zukünftiges Credo sein.

Wenn Sie Ihre Einstellung zu Stress ändern, dann kann sich Ihr ganzes Leben zum Positiven wenden. Manchmal hilft es auch, sich neue Lebensziele zu setzen, um mit einer derzeitigen Situation zurechtzukommen. Vielleicht führt Stress sogar dazu, endlich sein Leben in andere Bahnen zu lenken. Zählen Sie zu den glücklichen Menschen, die sich auf

Ihre Freunde und Familie verlassen können? Glückwunsch, dann haben Sie ohnehin ein geringeres Risiko, aufgrund von Stress ernsthaft zu erkranken.

4.1.3. Schritt 3: Lernen Sie, „Nein“ zu sagen!

Wenn Sie auch zu den Menschen gehören, denen es schwerfällt, „Nein“ zu sagen, dann müssen Sie auch hier Ihre Einstellung ändern. Es kann nicht sein, dass Sie ständig für andere Ihre eigenen Bedürfnisse hinten anstellen. Wer ständig gegen seine Grundbedürfnisse arbeitet, der kann im Leben niemals zufrieden sein. Natürlich ist es am Anfang schwierig. Die Menschen sind von Ihnen gewohnt, dass Sie immer zu allem „Ja“ sagen. Doch diese Personen werden irgendwann verstehen, dass Sie fortan nur noch zu Dingen „Ja“ sagen, die sie selbst auch wollen. Auf diese Weise schützen Sie sich davor, ausgenutzt zu werden und können eher zur Entspannung finden. Mit der Zeit wird es Ihnen immer leichter fallen, „Nein“ zu sagen. Bleiben Sie am Ball! Es lohnt sich für Ihre Gesundheit.

4.1.4. Schritt 4: Eine positive Denkweise entwickeln

Wer ständig nur negative Gedanken hat, der ist nicht nur unzufrieden mit seinem ganzen Leben, sondern hat ebenso eine falsche Einstellung zu Stress. Sie sollten niemals Ihre negativen Gedanken verdrängen. Diese sind nur menschlich. Wichtig ist allerdings, dass Sie Wege finden, diese negativen Gedanken in positive Gedanken umzuwandeln. Wenn Sie dies über Wochen und Monate hinweg bewerkstelligen, werden Sie bemerken, dass Sie immer weniger dafür tun müssen. Das kommt daher, dass sich Ihre negativen Gedanken mit der Zeit automatisch reduzieren werden. Irgendwann sind Sie ein positiver Mensch, der eine gesunde Einstellung zum Leben hat. Und nicht nur das – auch Ihr Stressniveau wird erheblich reduziert sein.

Wie können Sie es schaffen, negative Gedanken in positive Gedanken umzulenken? Erstens sollten Sie sich während des Tages selbst gut beobachten. Welche Gedanken strömen über Sie hinein? Wenn es ein negativer Gedanke ist, dann akzeptieren Sie ihn, ohne ihn dabei zu bewerten. Wir alle haben hin und wieder schlechte Gedanken. Anstatt sich nun ewig mit dem negativen Gedanken zu beschäftigen, sollten Sie an etwas Positives denken. Zum Beispiel an ihre kürzliche Gehaltserhöhung, den letzten Urlaub mit der Familie oder die Geburt der eigenen Kinder. Wenn Sie erkennen, was Ihnen im Leben schon alles Positives widerfahren ist, werden Sie bemerken, dass der negative Gedanke plötzlich ganz klein und unbedeutend wirkt.

4.1.5. Schritt 5: Achten Sie gut auf sich

Seien Sie ehrlich: Wie oft nehmen Sie sich Zeit nur für sich? Wann haben Sie das letzte Mal ein Buch gelesen, einen schönen Sonnenuntergang genossen oder die Sauna besucht? Haben Sie überhaupt Hobbys, die Sie lieben und ausüben können? Opfern Sie sich so sehr für andere Menschen in Ihrem Umfeld auf, das Sie gar nicht wissen, was Ihnen Entspannung bereiten kann? Sie sollten herausfinden, wie Sie vermehrt auf sich selbst achten können. Wenn Sie keine Hobbys haben, dann sollten Sie welche für sich entdecken. Es kann etwas ganz Banales sein, beispielsweise einmal in der Woche in der warmen Badewanne zu liegen und dabei Musik zu hören. Oder aber Sie schauen endlich den Film, den Sie immer schon sehen wollten. Es müssen keine großen Hobbys sein. Kleinigkeiten können ebenfalls zum Erfolg führen und Ihnen die nötige Entspannung bieten.

Um zu verstehen, wie viel Zeit Sie wirklich für sich und für andere investieren, sollten Sie folgende Fragen so ehrlich wie möglich beantworten:

- Wie viel Zeit verbringen Sie in der Woche mit Ihren Kindern?
- Wie viel Zeit verbringen Sie in der Woche mit Ihrem Partner?
- Wie viel Zeit verbringen Sie in der Woche mit Freunden?
- Wie viel Zeit investieren Sie in der Woche für sich selbst?

Betrachten Sie nun Ihre Antworten. Haben Sie sich mal wieder nur um die anderen bemüht oder haben Sie sich auch etwas Schönes gegönnt? Hoffentlich konnten Sie anhand der Übung erkennen, wie wenig Sie für sich selbst tun. Dabei ist es so wichtig, dem eigenen Körper genügend Auszeiten zu gönnen. Sie sollten sich selbst immer vor alle anderen stellen. Das bedeutet nicht, dass Sie Ihre Familie vernachlässigen. Es bedeutet nur, dass Sie ausgeglichener und glücklich sein werden.

4.1.6. Schritt 6: Akzeptieren Sie Dinge, wie sie sind

Im ersten Moment fällt es uns allen schwer, Dinge zu akzeptieren. Aber erst, wenn Sie etwas akzeptieren, können Sie es schaffen, eine stressige Situation zu ändern.

Es folgt wieder ein Beispiel zur Veranschaulichung. Kurz vor Feierabend drückt Ihnen Ihre Chefin noch einen Haufen Arbeit auf, die natürlich noch zu erledigen ist. Es gibt zwei Wege, wie Sie darauf reagieren könnten. Der erste Weg wird Ihnen mit Sicherheit bekannt vorkommen, denn dieser umschreibt den inneren Widerstand. Sie sind verärgert über die Situation und Ihre Anspannung steigt. Sie fangen an, sich selbst unter Druck zu setzen. Der elegantere Weg wäre Folgender: Akzeptieren Sie die Situation erst einmal.

Dann arrangieren Sie sich mit der Mehrarbeit und überlegen Sie, wie Sie diese bewältigen können, ohne erst um Mitternacht zu Hause zu sein. Dafür sollte als Erstes einmal tief eingeatmet werden. Als Nächstes sollten Sie Hilfe bei anderen suchen. Vielleicht ist ein Kollege dazu bereit, gemeinsam mit Ihnen die Aufgaben zu bewältigen. Teilen Sie nun die zu erledigenden Aufgaben nach Prioritäten ein. Weiterhin sollten Sie Ihren Anspruch an ein perfektes Ergebnis herunterschrauben. Darüber hinaus können Sie das Gespräch mit Ihrer Chefin suchen, um gemeinsam zu erörtern, ob einige Dinge auch noch morgen erledigt werden können. Vielleicht hat Ihre Chefin gar keinen tieferen Einblick in die Materie bekommen.

An dem Beispiel erkennen Sie, dass es durchaus hilfreich ist, Dinge zunächst einmal zu akzeptieren und dann aktiv nach Lösungswegen zu suchen. Wer den ersten Weg, den des Widerstands, geht, der erzeugt noch unnötigen und zusätzlichen Stress. Ärger und Wut verstärken Stress nur.

4.1.7. Schritt 7: Konzentration auf die wichtigsten Aufgaben

Vielleicht neigen Sie auch dazu, mehrere Aufgaben gleichzeitig erledigen zu wollen, wenn Sie sich überfordert fühlen. Damit sind Sie nicht allein. Es geht vielen Menschen so. Wenn wir uns dieses Verhalten allerdings vor Augen führen, dann bemerken wir schnell, dass hier etwas nicht stimmen kann. Wie soll uns Mehrarbeit bei Überforderung behilflich sein?

Eigentlich müssten Sie eher dafür sorgen, dass Sie weniger arbeiten. Wir Menschen verfügen nur über eine begrenzte Zeit, Kapazität und geistige Energie – es ist nicht hilfreich, diese drei Bereiche noch mehr zu überfordern. Es bringt Ihnen gar nichts, jeden Tag 20 Dinge abzuhaken, wenn Sie gar nicht dazu in der Verfassung sind. Konzentrieren Sie sich lieber auf die wichtigsten Arbeiten, die unbedingt erledigt werden müssen. Mehr nicht. Nur so können Sie wieder obenauf kommen und Ihren Stress nachhaltig reduzieren. Sollte Ihre Stimmung passen, dann können Sie natürlich auch wieder mehr erledigen. Selbstverständlich ist dies am

Arbeitsplatz nicht immer möglich. Versuchen Sie aber, im privaten Bereich nur dann Arbeiten zu erledigen, wenn Sie die Lust dazu verspüren.

4.1.8. Schritt 8: Identifikation von Produktivitätsblockern

Der achte Schritt schließt sich direkt dem siebten Schritt an. Aufgaben, die einem nicht sonderlich liegen oder Freude bereiten, schieben wir oftmals vor uns her. Es ist natürlich hilfreich, wenn Sie zunächst nur die Dinge erledigen, die Ihnen schnell von der Hand gehen. Damit haben Sie vermutlich auch schon einen Großteil der Aufgaben erledigt, die Sie sich für den Tag vorgenommen haben. Aber nichtsdestotrotz bleibt die ungeliebte Arbeit bestehen. Manchmal ist es hilfreich, sich mit anderen Menschen darüber auszutauschen, warum diese es lieben, die Aufgaben zu erledigen, die Sie förmlich hassen. Das ermöglicht Ihnen, eine Aufgabe aus einem anderen Blickwinkel zu betrachten. Vielleicht ist die Arbeit ja doch nötig und sie wird Ihnen in Zukunft leichter von der Hand gehen. Können Sie den Sinn hinter einer Aufgabe aber dennoch nicht begreifen oder wird die Arbeit immer eine ungeliebte für Sie bleiben, dann lässt es sich nicht vermeiden, mit Ihrem Chef darüber zu reden. Vielleicht kann diese Aufgabe in Zukunft von einem anderen Kollegen erledigt werden. Im privaten Bereich ist dies manchmal schwer umzusetzen. Gerade wenn man Single ist, bleibt alles an einem selbst hängen. Niemand wird Ihnen ungeliebte Arbeit abnehmen, oder? Wer zum Beispiel Fenster putzen absolut nicht leiden kann, der sollte sich drei Mal im Jahr eine Haushaltshilfe gönnen. Die Haushaltshilfe übernimmt dann das Fenster putzen für Sie.

4.1.9. Schritt 9: Setzen Sie die richtigen Prioritäten

Machen Sie sich jeden Tag eine Liste mit den Aufgaben, die Sie erledigen wollen. Dabei sollten Sie aber darauf achten, nicht zu viel auf diese Liste zu setzen. Die übrigen Aufgaben sollten Sie im Anschluss richtig priorisieren. Eine tolle Übung für Sie wäre es, wenn Sie sich jeden Tag eine der später vorgestellten Methoden zur Stressbewältigung oder einen Punkt aus dem Kapitel 4.2 vornehmen. Machen Sie jeden Tag eine der Übungen. Das wird Ihnen zusätzlich dabei helfen, herauszufinden, welche Methoden und Hilfen Sie annehmen können und welche Ihnen wirklich zur Entspannung verhelfen.

4.1.10. Schritt 10: Geben Sie Aufgaben ab

Wie im achten Schritt bereits angedeutet: Sie dürfen und sollten Aufgaben abgeben. Nehmen wir das Beispiel eines überforderten Chefs. Er will alles selbst machen, versucht aber gleichzeitig, Geld für einen Assistenten einzusparen. Diese Vorgehensweise ist zwangsläufig zum Scheitern verurteilt. Wenn der Chef die Aufgaben nicht gut genug oder nur halbherzig erledigen kann, könnte dies sogar Mehrkosten verursachen. Gibt er das Geld jedoch für einen Assistenten aus, dann ist dies nicht nur ein finanzieller Vorteil, sondern der Chef schützt somit auch sein Nervenkostüm. Es entsteht also durchaus eine „Win-Win-Situation“ (zu Deutsch: ein Gewinn für beide Seiten).

Wenn Sie beispielsweise Kinder haben, dann sollten Sie diese ebenfalls bei der Erledigung der im Haushalt anfallenden Arbeiten einplanen. Natürlich machen Kinder es nicht so perfekt wie Sie als Elternteil es vermutlich erledigen würden. Sie können Ihr Kind ja hin und wieder ermutigen, die Aufgabe anders oder besser zu erledigen. Aber seien Sie in erster Linie froh, dass Ihr Kind Ihnen Aufgaben abnimmt. Es kann uns unglaublich schwerfallen, Arbeit abzugeben. Bitte zwingen Sie sich hin und wieder dazu. Das wird Ihren Stresspegel erheblich senken.

4.1.11. Schritt 11: Terminieren Sie Aufgaben

Dieser Schritt ist eher für den Berufsalltag gedacht, aber vielleicht ziehen Sie hieraus auch Schlüsse für Ihr Privatleben. Wenn Sie vor einer Aufgabe stehen, die viel Zeit benötigt, Sie diese im stressigen Arbeitsalltag aber nicht haben, dann sollten Sie anfangen, richtig zu terminieren.

Sie bekommen beispielsweise die Aufgabe gestellt, zu einem bestimmten Thema zu recherchieren. Es ist aber schwierig, im stressigen Büroalltag die Zeit dafür zu finden. Hüten Sie sich bitte davor, dies am Wochenende oder nach Feierabend zu erledigen. Tragen Sie lieber in Ihren digitalen Arbeitskalender einen festen Termin ein. An diesem Termin können Sie dann Ihre Recherchearbeit machen. Behandeln Sie diesen Termin so, als wäre es ein Meeting mit Kollegen oder dem Chef. Es wird Sie kaum jemand dabei stören, denn in Ihrem Kalender steht ja, dass Sie einen festen Termin haben. Sollte jedoch ein wichtiges Meeting dazwischenkommen, können Sie Ihren Recherche-Termin verschieben. Achten Sie jedoch darauf, diesen Termin nicht zu oft verschieben, denn schließlich wollen Sie sich ja um die Aufgabe kümmern.

4.2. HILFE IN DER NATUR FINDEN

Homöopathische Mittel können unter Umständen ebenfalls zur Stresslinderung eingesetzt werden. Außerdem können Sie auf einige Heilpflanzen zurückgreifen. Nachfolgend werde ich Ihnen vier verschiedene Methoden vorstellen.

4.2.1. Anleitung mit Schüssler-Salzen

Wenn die Last auf Ihren Schultern zu groß ist und Sie bemerken, dass Sie sehr unter Stress stehen, dann kann Ihnen eine Kur mit den nachfolgend genannten Schüßler-Salzen helfen. Mit jedem Schritt wird Ihre innere Balance wiederkehren und Sie werden automatisch entspannter.

Schüßler-Salz Nr. 5 „Kalium Phosphoricum" mit der Potenz D6

Dieses Schüßler-Salz gilt als echtes Nerven-Salz. Es hilft dabei, die Psyche auf natürliche Weise zu unterstützen.

Schüßler-Salz Nr. 3 „Ferrum Phosphoricum“ mit der Potenz D12

Um das Immunsystem zu stärken, können Sie auf dieses Schüßler-Salz zurückgreifen. Es verbessert Ihre Sauerstoffaufnahme und schützt das Immunsystem. Weiterhin regt es den Stoffwechsel an, was wiederum unsere Aufmerksamkeit sowie Konzentrationsfähigkeit stärkt.

Nr. 7 „Magnesium phosphoricum“ mit der Potenz D6

Ergänzen können Sie Ihre Schüßler-Salz-Kur mit dem Schüßler-Salz Nr. 7. Es ist bekannt dafür, innere Muskelanspannungen im Körper zu lösen. Aber auch psychische Blockaden können mit Hilfe dieses Salzes entfernt werden. Zudem sorgt Nr. 7 dafür, dass Sie einen tieferen und ausgeglicheneren Schlaf haben.

Führen Sie mit diesen drei Salzen von Schüßler eine dreiwöchige Kur durch. Diese ermöglicht es Ihnen auf sanfte und natürliche Weise, den Stress des Alltags loszuwerden. Wie Sie bei der Kur vorgehen sollten, wird nun erklärt. Ein wichtiger Hinweis: Vor Beginn Ihrer Kur sollten Sie Rücksprache mit Ihrem Arzt oder Ihrem Heilpraktiker halten. Gerade in Bezug auf die richtige Dosierung sollten Sie sich mit einem Experten austauschen.

Der tägliche Ablauf Ihrer Kur mit den Schüßler-Salzen

Am Morgen beginnen Sie mit dem hier vorgestellten Schüßler-Salz Nr. 5. Dafür lösen Sie drei Tabletten in einer Tasse gefüllt mit heißem Wasser auf. Trinken Sie die Mixtur nun in kleinen Schlucken und versuchen Sie, diese für einen kleinen Augenblick im Mund zu behalten. Erst danach sollten Sie die Mixtur hinterschlucken. Als Alternative zum Auflösen der Tabletten in heißem Wasser können Sie die Tabletten auch auf der Zunge auf weich werden lassen und erst hinunterschlucken, wenn ein kleiner Brei entstanden ist.

Am Mittag und am Abend gehen Sie genauso vor, wie es für den

Morgen beschrieben wurde. Die einzigen Unterschiede bestehen darin, dass Sie am Mittag auf das Schüßler-Salz Nr. 3 zurückgreifen und am Abend das Schüßler-Salz Nr. 7 verwenden.

4.2.2. Verschiedene Heilpflanzen helfen bei Stress

Mit der Kraft der Pflanzen können Sie viel bewirken. Die Natur bietet uns eine Vielzahl an Blüten, Blättern, Wurzeln und Stängeln, die gegen Stress helfen. Besonders hilfreich ist die Passionsblume. Ihr lateinischer Name lautet „Passiflora Incarnata". Die Passionsblume ist deswegen so hilfreich, weil sie eine beruhigende Wirkung auf unseren Körper hat. Wer unter innerer Unruhe oder Angstzuständen leidet, der sollte sich darüber informieren, wie die Heilpflanze noch eingesetzt werden kann. Nachfolgend möchte ich Ihnen einen Passionsblumen-Tee vorstellen, der schon so manchem stressgeplagten Menschen helfen konnte. Ratsam ist es, den Tee am Abend zu trinken, denn dann fördert er einen sowohl gesunden als auch tiefen Schlaf.

Bei der Zubereitung des Passionsblüten-Tees gehen Sie folgendermaßen vor:

Nehmen Sie einen Teelöffel voll mit Passionsblumenkraut und schütten dieses in eine Tasse. Geben Sie nun 200 ml kochendes Wasser hinzu. Der Tee sollte zunächst sechs bis sieben Minuten ziehen, bevor Sie ihn trinken. Nehmen Sie erneut den Teelöffel und schöpfen Sie die aufgelösten Kräuter hinaus, denn das stört beim Trinken. Alternativ können Sie auch mit Teebeuteln, die Sie ungefüllt erwerben können, arbeiten. Nun sollten Sie den Tee genießen und in ihn langsamen Schlucken trinken.

Das gleiche Rezept können Sie im Übrigen auch verwenden, um einen Melissen-Tee zu kochen. Diese Heilpflanze verfügt ebenfalls über erstaunliche Kräfte. Richtig angewendet kann Melisse bei Nervosität, Anspannung und Schlafstörungen helfen. Weiterhin gilt die Heilpflanze als krampflösend.

Nicht zu unterschätzen ist auch Baldrian. Dieser ist bekannt für seine vielfältige Wirkung. Die Heilpflanze minimiert Angstzustände, lässt uns besser einschlafen und entspannt unsere Muskeln. Darüber hinaus hilft uns Baldrian dabei, unsere innere Unruhe abzulegen und weniger gereizt zu sein. Ein echter Allrounder also.

4.2.3. Aromatherapie löst Anspannungen

Mithilfe einer Aromatherapie lässt sich dauerhafter Stress ebenfalls erfolgreich bekämpfen. Da die ätherischen Öle, die tief eingeatmet werden, unser Wohlbefinden steigern, lässt sich mit diesen sehr viel Druck und Anspannung direkt lösen. Zudem verbreiten die ätherischen Öle einen angenehmen Geruch, welcher direkt auf unser Gehirn einwirkt. Durch das Riechen wird das olfaktorische Zentrum in unserem Gehirn aktiviert. Olfaktorisch kommt vom lateinischen Wort „olfacere", was so viel wie „riechen" bedeutet. Wenn wir etwas Angenehmes riechen, dann verknüpfen wir dies direkt mit etwas Schönem. Riechen wir allerdings etwas Unangenehmes, dann projiziert unser Gehirn die entsprechenden negativen Bilder. Deswegen ist es wichtig, dass Sie vor einer Aromatherapie erst einmal die verschiedenen Duftvarianten kennenlernen. Diese Düfte einzuatmen, sollte angenehm für Ihre Nase und Ihr Gehirn sein.

Sie können ätherische Öle unterschiedlich verwenden. Sie können diese in Ihr Badewasser träufeln, es in eine Duftlampe füllen oder mit einem Massageöl vermischen, um sich damit massieren zu lassen. Weiterhin haben Sie die Möglichkeit, das ätherische Öl in einem Fläschchen überall mit hinzunehmen. Wenn Sie sich zum Beispiel an der Arbeit gestresst fühlen, dann können Sie den angenehmen Duft direkt aus dem Fläschchen heraus einatmen. Es kann außerdem hilfreich sein, dass entsprechende Öl auf ein Taschentuch zu träufeln und es über das Taschentuch einzuatmen.

Ihre Wahl sollte, wie bereits oben erwähnt, auf einen für Sie angenehmen Duft fallen. Wenn Sie sich ängstlich oder unsicher fühlen, könnte Ihre Wahl auf Lavendel, Melisse oder auf die Pflanze „Ylang-Ylang" fallen. Ylang-Ylang hilft besonders gut bei Schlafstörungen. Als ultimativen Schlaftipp können Sie übrigens einige Tropfen des Lavendelöls auf Ihr Kopfkissen träufeln. Damit werden Sie garantiert einen erholsamen Schlaf haben. Fühlen Sie sich allerdings leicht depressiv und im Allgemeinen gestresst, können Sie auf Orange, das Eisenkraut „Verbena" oder Bergamotte zurückgreifen. Leiden Sie sowohl an starker Nervosität als auch an einer undefinierbaren inneren Unruhe, sollten Sie eher zu Rose oder Vanille greifen.

4.2.4. Getrocknete Lavendelblüten gegen Stress

Lavendel ist nicht nur in Form von Öl der absolute Stresskiller. Als getrocknete Variante ist Lavendel ebenso verwendbar. Es ist bekannt, dass Lavendel bei einer Vielzahl von Symptomen helfen kann.
Zu den Symptomen zählen beispielsweise:

- Innere Unruhe
- Anspannung
- Schlafstörungen
- Angststörungen
- Magen-Darm-Probleme
- Fieber
- Bronchitis
- Kreislaufbeschwerden
- Bluthochdruck
- Blasenentzündung

Darüber hinaus kann Lavendel die Gehirnleistung steigern.

Lavendel ist also eine richtige „Wunder-Heilpflanze“, die in vielfältiger Art und Weise gegen Stress eingesetzt werden kann. Probieren Sie es aus und nutzen Sie die heilende Kraft von Lavendel!

4.3. VERSCHIEDENE METHODEN ZUR STRESSBEWÄLTIGUNG

Jeder von uns gehört einem anderen Stresstypen an. Aber selbst der „ausgeglichene Macher“, der in Kapitel 1.4. beschrieben wird, kommt irgendwann an seine Grenzen. Irgendwann müssen wir alle dringend Stress abbauen, bevor uns gesundheitliche Folgen drohen. Um Stress zu bekämpfen, ist es empfehlenswert, sich Entspannungsoasen zu schaffen. Mit diesen können Sie gezielt eine ausgewogene Balance zwischen Stress und Entspannung erschaffen. Was Sie in der Zeit einer Entspannungsoase tun können, wird im Anschluss erklärt. Es werden mehrere Methoden zur Stressbewältigung vorgestellt. Versuchen Sie, mindestens drei Methoden in der Woche zu absolvieren. In den Anfangswochen können Sie gerne zwischen den verschiedenen Methoden wechseln, um heraus zu finden, welche Methoden Ihnen besonders gut helfen.

4.3.1. Bewegen Sie sich!

Egal, ob Sport oder ein ausgiebiger Spaziergang – Bewegung ist immer gut. Machen Sie drei Mal in der Woche Sport oder ersetzen Sie eine Sporteinheit gerne auch mal mit einem schönen langen Spaziergang. Es liegt ganz bei Ihnen, auf welche Weise Sie aktiv sein wollen. Das Wichtigste ist, dass Sie bei dieser Übung wirklich abschalten und den Stress hinter sich lassen können.

Körperliche Bewegung ist immer gut geeignet, um den Kopf frei zu bekommen und Sorgen hinter sich zu lassen. Sie können zum

Beispiel in Ihrer Mittagspause einen kleinen Spaziergang machen. Dieser ist nicht nur für Ihren Geist optimal, sondern ebenso für Ihre Verdauung. Es ist außerdem nicht verkehrt, beim Arbeiten kleinere Dehnungs- und Streckungsübungen zu machen. So können Sie verhindern, dass Ihr Körper sich immer nur in denselben Bewegungsabläufen befindet.

Überlegen Sie doch mal, an welchen Stellen Sie zusätzlich noch ein bisschen Bewegung einbauen können, um Ihren Alltag noch aktiver zu gestalten. Vielleicht gibt es einen Aufzug, den Sie in der Regel benutzen. Hier wäre es doch eine tolle Alternative, stattdessen mal die Treppe zu benutzen. Fragen Sie im Freundeskreis nach, ob jemand Interesse daran hat, Ihr Sparringpartner zu werden. Wenn Sie gemeinsam mit jemanden Sport machen, können Sie gegenseitig dafür sorgen, dass der innere Schweinehund kaum noch zu hören ist. Schließlich motivieren Sie sich gegenseitig. Eine Mitgliedschaft in einem Sportverein wäre ebenfalls eine Möglichkeit. Am besten eignet sich ein Gruppensport, denn auch hier können die anderen Teilnehmer Ihnen dabei helfen, langfristig am Ball zu bleiben.

4.3.2. Testen Sie Yoga aus!

Immer mehr Menschen entdecken Yoga für sich! Diese indische Lehre bezieht sich nicht nur auf körperliche, sondern auch auf geistige Übungen. In Ihrer Umgebung gibt es garantiert Yoga-Kurse, die Sie aufsuchen können. Sie sollten wissen, dass es mehrere Yoga-Arten gibt, beispielsweise Raja-Yoga, Karma-Yoga und Hatha-Yoga. Es ist nicht verkehrt, jede der Arten einmal zu testen. Denn jede Art hat ihre eigene Methode der Durchführung und unterscheidet sich ebenso in der Philosophie. Einige Yoga-Arten beziehen mehr körperliche Übungen mit ein, andere konzentrieren sich mehr auf die geistige Welt. Was Ihnen mehr liegt, müssen Sie selbst herausfinden. So oder so ist Yoga ein echter Helfer in Sachen Stressbekämpfung.

4.3.3. Lernen Sie Thai Chi kennen!

Thai Chi dient ebenfalls der Entspannung und kann erfolgreich als Stresstherapie helfen. Thai Chi ist eine in alte traditionelle Form des Kampfes, welche in China entstand. Die körperlichen Übungen erscheinen wie in Zeitlupe, sowohl bei der Ausführung als auch beim bloßen Zusehen. Dies ist aber notwendig für eine konzentrierte Atmung. In der westlichen Medizin ist die Wirkungsweise von Thai Chi mittlerweile anerkannt. Es stärkt nicht nur unsere Muskeln, sondern ebenso unser komplettes Kreislaufsystem. Rückenschmerzen gehen mit der Zeit zurück, da der Ausführende lernt, die richtige Körperhaltung einzunehmen.

4.3.4. Machen Sie Qigong Übungen!

Qigong funktioniert ähnlich wie Thai Chi. Es sind langsame Bewegungsabläufe, die eine ruhige Atmung benötigen, um richtig ausgeführt zu werden. Im Mittelpunkt steht der Einklang zwischen Körper, Geist und Seele. Wer Qigong beherrscht, kann bereits mit fünf Minuten am Tag seinen Organismus wieder ins Gleichgewicht bringen. Qigong kann nachweislich dafür sorgen, dass sich Ihr Blutdruck senkt und sowohl asthmatische Beschwerden als auch chronische Schmerzen zurückgehen. Es ist wichtig, sich die Qigong-Übungen von einem Experten zeigen zu lassen, um diese exakt ausführen zu können. Ansonsten droht eine falsche Haltung und Sie arbeiten gegen das Prinzip des Gleichklangs zwischen Körper, Geist und Seele.

4.3.5. Lassen Sie sich hypnotisieren!

Eine der ältesten Behandlungsmethoden der Welt ist Hypnose. Viele Menschen schwören auf diese Methode. Bei Stress kann Hypnose ebenfalls hilfreich sein. Ist man in einen Trancezustand versetzt, kann schneller Einfluss darauf genommen werden, wie wir unsere Stresswahrnehmung verändern sollten. Reden Sie einmal mit

Ihrem Hausarzt darüber, ob Hypnose als Therapieform für Sie infrage kommen kann. Er kann Ihnen bestimmt einen Psychologen empfehlen, der das Hypnoseverfahren anwendet. Während der Hypnose wird sowohl unser Körper als auch unser Geist in eine tiefe Entspannung versetzt. Ohne diese tiefe Entspannung wäre auch kein Trancezustand möglich. Ist der Patient auch unbewusst bereit, etwas ändern zu wollen, kann der Psychologe darauf explizit Einfluss nehmen.

4.3.6. Machen Sie gezielte Atemübungen!

Durch Atemübungen können Sie prima ganz nebenbei etwas für Ihre Entspannung tun. Negativer Stress lässt sich nämlich mit guten Atemtechniken umgehen oder abbauen. Eine Methode ist das „bewusste“ Atmen. Konzentrieren Sie sich für ein paar Minuten nur auf Ihre Atmung. Alles andere müssen und sollten Sie versuchen auszublenden. Sie werden merken, dass Sie innerlich schnell zur Ruhe kommen. Atmen Sie nun mehrere Male ganz tief ein und wieder aus. Die Stresssituation mag zwar nicht komplett verschwunden sein, aber Sie werden nun besser mit der Situation zurechtkommen, da Sie dank der Atemübung zu mehr Energie gelangen.

Atemübungen gelten als eigenständige Methode zur Entspannung. Manchmal sind diese aber auch Bestandteil anderer Stressbewältigungsmethoden. Dies ist beispielsweise bei Yoga oder Mediationen der Fall. Mit gezielten Atemübungen können Sie einer Vielzahl an Symptomen entgegenwirken. Zu diesen zählen beispielsweise:

- chronische Schmerzen
- Asthma
- Angstzustände
- Depressionen
- chronisch-entzündliche Darmerkrankungen

- innere Unruhe

4.3.7. Stressabbau durch Progressive Muskelentspannung

Progressive Muskelentspannung hat einiges mit dem autogenen Training gemeinsam. Die Progressive Muskelentspannung wird manchmal auch Progressive Muskelrelaxation genannt. Entwickelt wurde diese Form der Entspannung von Edmund Jacobson. Wenn wir unter Stress stehen, dann spannen wir automatisch mehr Muskeln an. Größtenteils passiert dies unbewusst. Bemerkbar machen sich diese Verspannungen allerdings in Rücken- und/oder Nackenschmerzen. Auch andere Muskeln, beispielsweise unsere Brust-, Gesäß- oder Schulterblattmuskeln, können verspannt sein. Bei der Progressiven Muskelentspannung geht es nun darum, diese Anspannungen im Körper zu lösen. Der positive Nebeneffekt, der daraus resultiert, ist, dass Schmerzen verschwinden bzw. stark abgemildert werden. Bei dieser Methode werden die einzelnen Muskeln zuerst nacheinander angespannt, um sie dann im zweiten Durchlauf komplett zu lockern.

4.3.8. Autogenes Training

Autogenes Training ist ein echter „Klassiker" unter den bekannten Entspannungsmethoden. Es kann dabei helfen, innere Ruhe zu finden und negative Gedanken loszulassen. Der Psychiater Johannes Heinrich Schulz entwickelte um 1926 herum aus der Hypnosetherapie eine Form der konzentrativen Selbstentspannung, also das Autogene Training. Bei diesem Training werden mittels Autosuggestion und kurzen Leitsätzen Geist und Körper in Entspannung versetzt. Die kurzen Leitsätze können vielfältig sein. „Ich atme sehr ruhig" oder „Mein ganzer Körper fühlt sich schwer an" sind Beispiele für solche Leitsätze. Dadurch, dass diese immer wieder ins Gedächtnis gerufen werden, überträgt sich die Autosuggestion auf unseren Körper. Wann immer Sie Gefühle von Angst, Hilflosigkeit, innerer Unruhe oder Muskelverspannungen spüren, können Sie auf Autogenes Training zurückgreifen. Fragen Sie Ihren Therapeuten nach der Methode und er wird Ihnen erklären, wie Sie vorgehen müssen.

4.3.9. Das richtige Zeitmanagement

Wenn Sie Ihre Entspannungsübungen machen, dann sind Sie bereits gut gegen Stress gewappnet. Aber es gibt noch weitere Tricks, die Sie im Alltag anwenden können. Lernen Sie zum Beispiel, Ihre Zeit richtig einzuteilen, und erstellen Sie Listen, mit deren Hilfe Sie sich vom Wichtigsten zum Unwichtigsten durcharbeiten. Sie können mit To-do Listen oder auch mit Tages-/ Wochenplänen arbeiten. Wie Sie sich organisieren, bleibt Ihnen überlassen. Lassen Sie sich doch im Internet von einigen Ideen zur Selbstorganisation inspirieren.

4.3.10. Die Stressampel

Gert Kaluza entwickelte die Stressampel. Mit dieser Methode haben Sie die Möglichkeit, Ihr Stresslevel richtig zu analysieren und eine entsprechende Lösung zu finden. Die Analyse durch läuft dabei drei Phasen, die jeweils mit einem Leitsatz eingeleitet werden.

1. Rote Ampelleuchte

Leitsatz: „Ich fühle mich gestresst, wenn…“

Bitte versuchen Sie, als ersten Schritt diesen Leitsatz zu vervollständigen. Es geht nicht darum, die Situation zu bewerten, sondern darum, ganz klar Ihre persönlichen Stressfaktoren zu benennen. Wann empfinden Sie zu viel Stress bzw. wann bemerken Sie, dass auf Ihnen ein hoher Druck lastet? In welchen Situationen ist dies der Fall? Vielleicht bei den ständigen Diskussionen mit Ihrem Partner? Oder wenn eine Deadline immer näher rückt oder Sie zu viele Dinge gleichzeitig bewältigen sollen? Es ist ratsam, all die Dinge, die in Ihnen Stress auslösen, aufzuschreiben. Führen Sie sich immer wieder vor Augen, welche Situationen Ihren Stress verursachen. Meistens wissen wir ganz genau, welche Situation uns an unsere Belastungsgrenze bringt. Diese sollten Sie notieren und immer im Hinterkopf behalten.

2. Gelbe Ampelleuchte

Leitsatz: „Ich stresse mich selbst, weil…"

Hierbei geht es darum, zu erkennen, wieso man sich eigentlich selbst unter Druck setzt. Diese Selbstreflexion ist wichtig. Natürlich gibt es äußere Umstände, die dazu führen, dass wir gestresst sind. Aber unsere innere Einstellung kann den Stress entweder reduzieren oder diesen verstärken. Leiden Sie zum Beispiel an Perfektionismus, dann verstärken Sie selbst Ihren Stresspegel immens, obwohl Sie auch anders mit der Stresssituation umgehen könnten. Identifizieren Sie Ihre persönlichen Stressverstärker und machen Sie sich klar, dass Sie selbst mit verantwortlich dafür sind, wie viel Stress Sie empfinden.

3. Grüne Ampelleuchte

Leitsatz: „Unter Stress passieren folgende Dinge:"

Hier sollen Sie sich bewusst machen, welche Konsequenzen Stress mit sich bringt. Das kann bei jedem Menschen ganz unterschiedlich sein. Einige bekommen Angst, andere brechen in Tränen aus oder bekommen einen Nervenzusammenbruch. Wiederum andere werden aggressiv oder sind einfach von allem nur noch genervt. Ebenso gibt es Menschen, die versuchen, möglichst zügig den Stress loszuwerden. Dafür stürzen Sie sich in Arbeit, weil Sie annehmen, dann mit allem schneller fertig zu sein. Darüber hinaus reagieren einige Menschen eher körperlich auf Stress. Ihnen wird übel oder sie bekommen Magen- oder Rückenschmerzen. Dies alles sind Beispiele, die Ihnen deutlich machen sollen, wie unterschiedlich die Reaktionen auf Stress sein können. Und nun überlegen Sie für sich selbst, wie Sie reagieren, wenn Sie gestresst sind.

Analysieren Sie mithilfe der Stressampel alle Situationen, bei denen Sie sich gestresst fühlen. Wenn Sie sich all der Dinge bewusst sind, die

die Ampel Ihnen aufzeigt, können Sie es schaffen, Stress mit anderen Augen zu sehen.

4.3.11. Stresslindernde Medikamente

In der heutigen Zeit setzen immer mehr Personen auf die Wirkung von Medikamenten. Diese sollen ihnen dabei helfen, den stressigen Alltag zu überstehen. Die meisten frei erhältlichen Medikamente helfen jedoch nur kurzfristig. Weiterhin unterdrückt man mit den Medikamenten nur die Symptome für Stress, aber bekämpft nicht die eigentlichen Ursachen. Aus diesem Grund wird bei Erkrankungen der Psyche, wie unter Kapitel 2 eindeutig beschrieben, immer eine Kombination aus Medikamenten und Therapie verordnet.

4.3.12. Lachen

Es klingt albern, aber auch unechtes Lachen kann unsere Laune anheben. Wenn Sie sich also gestresst fühlen, dann lachen Sie doch einfach mal. Auch wenn Sie nur so tun, als ob und es sich um ein gestelltes Lachen handelt, das Gehirn wird dabei ausgetrickst. Darüber hinaus werden Endorphine, die für unsere gute Stimmung sorgen, ausgeschüttet.

Sollte diese Methode bei Ihnen nicht funktionieren, dann denken Sie an eine witzige Situation in Ihrem Leben oder schauen Sie sich ein lustiges Video an. Hauptsache, Sie lächeln und lachen Ihren Stress weg.

4.3.13. Soziale Kontakte pflegen

Wenn wir uns in stressigen Lebensphasen befinden, dann ist ein solides soziales Netz unabdingbar. Bleiben Sie immer mit Ihren Freunden, Verwandten und Bekannten im Kontakt. Jeder Mensch benötigt körperliche Wärme, Anerkennung und Liebe. Schauen Sie sich zudem Ihren Freundes- und Familienkreis einmal ganz genau an. Gibt es Menschen, mit denen Sie sich eigentlich gar nicht mehr verstehen oder die ständig nur negativ denken? Es sollte eine Überlegung wert sein, diese Personen in Zukunft zu meiden, denn diese können Ihnen Ihre ganze Energie rauben. Und mit dem Energieraub kommt der Stress automatisch.

4.3.14. Reduktion von Smartphone & Social Media

Dieser Tipp wird ausführlicher beschrieben, da Menschen immer abhängiger von ihrem ständigen Begleiter werden: dem Smartphone. Aber nicht nur das Smartphone ist für jede Menge Stress in unserem Leben verantwortlich, auch andere digitale Medien können uns stark zusetzen. Wer sowieso schon den ganzen Tag am PC arbeitet, der sollte in seiner ohnehin schon knapp bemessenen Freizeit noch ständig am Smartphone hängen.

Es ist überall dabei und permanent im Einsatz – unser geliebtes Smartphone. Wie oft hatten Sie allein heute Ihr Smartphone in der Hand, nur um mal kurz etwas zu checken? Ob Sie es glauben oder nicht, aber diese Macke löst Stress aus. Seine Gewohnheiten zu ändern ist nie leicht. Laut Studien schaut jeder Einzelne von uns alle zwölf Minuten auf sein Smartphone, denn man könnte ja eine wichtige Nachricht verpasst haben. Im Schnitt machen wir am Tag mit dem Smartphone etwa 2600 Dinge. Wir nutzen es beispielsweise zum Lesen, wir schreiben Nachrichten oder nutzen Apps, um etwas zu suchen. An dieser Stelle muss die Frage gestellt werden: Lassen wir uns von Smartphones unser echtes Leben klauen? Findet unser Leben nur noch digital statt? Viele Experten sind sich einig, dass jeder von uns „digital detox" betreiben sollte. Mit „digital detox" ist das „digitale Entgiften" gemeint.

Die Idee dahinter ist einfach. Legen Sie doch das Smartphone einfach mal bei Seite und schreiben Sie mal wieder einen Brief. Gehen Sie zum nächsten Briefkasten und lassen Sie Ihr Smartphone zuhause. Versuchen Sie, mal eine ganze Woche ohne Ihren ständigen Begleiter auszukommen. Anbieten würde sich dafür beispielsweise Ihre Urlaubszeit. Mittlerweile können Sie sogar Urlaubsreisen buchen, bei dem komplett auf das Smartphone verzichtet werden soll. Es gibt bereits viele Bücher zum Thema „digital detox“ und auch im Internet finden sich diverse Informationsseiten.

Sie fragen sich nun, wie Sie einen solchen „digital detox“ umsetzen sollen? Nachfolgend habe ich eine Anleitung für Sie.

1. Nutzen Sie in Zukunft wieder mehrere Geräte

Hiermit ist gemeint, dass Sie Ihr Handy zum Beispiel nicht als Wecker nutzen sollten. Denn wenn man dies macht, ist man zu leicht verführt, auf dem Smartphone schnell noch sämtliche Nachrichtendienste zu checken oder sich mit anderen Apps aufzuhalten. Dies geht alles von Ihrer Schlafenszeit ab. Nutzen Sie in Zukunft einen traditionellen Wecker. Ganz wichtig: Legen Sie Ihr Handy nicht auf den Nachtisch, sondern platzieren Sie es am besten zwei Räume weiter. Denn auf diese Weise können Sie am Morgen nicht direkt zu Ihrem Handy greifen. Ich habe diesbezüglich noch weitere Beispiele für Sie. Greifen Sie wieder auf eine herkömmliche Taschenlampe zurück, anstatt die entsprechende Funktion Ihres Smartphones zu benutzen. Und ist es nicht auch schön, die Uhrzeit von einer Armbanduhr abzulesen? Nutzen Sie einen Straßenatlas oder eine Landkarte, um eine Adresse zu suchen und fragen Sie Passanten nach dem Weg, anstatt all diese Informationen bei Google zu suchen. Sicherlich besitzen Sie auch noch einen Taschenrechner? Perfekt, dann nutzen Sie diesen anstelle der Taschenrechner-App.

Sie müssen sich immer vor Augen führen, dass die Erfinder der Smartphones nur eines wollten: Nutzer sollen möglichst lange mit dem Smartphone beschäftigt sein. Das heißt, wenn ich den Taschenrechner im Handy nutze, dann schaue ich unter Garantie auch noch in der

Facebook-App nach, was andere Leute posten und checke noch eben schnell, wie das Wetter werden soll und welche neuen Statusmeldungen es bei WhatsApp gibt. Sie sehen – das Smartphone lässt uns nicht los. Wir müssen aktiv dagegen ankämpfen und uns hin und wieder dem „digital detox" hingeben.

2. Nutzen Sie in Zukunft kaum noch Apps

Für die meisten Apps gibt es Alternativen in Browserform. Anstatt ständig von Push-Nachrichten bombardiert zu werden, weil eine App oder die gute Freundin etwas zu berichten haben, sollten Sie möglichst alle Apps deinstallieren. Greifen Sie auf Browser-Versionen der Social-Media-Apps zurück. Es kann nämlich richtig in Stress ausarten, wenn das Smartphone alle paar Minuten vibriert, klingelt oder ständig aufleuchtet.

3. Nutzen Sie eine „digital detox"-App

Natürlich geht dieser Tipp konträr zu dem vorangegangenen Tipp. Aber es gibt tatsächlich Apps, die Ihnen dabei helfen können, „digital detox" zu betreiben. Mit den Apps halten Sie genau fest, wie oft und wie lange Sie am Tag tatsächlich mit dem Smartphone verbracht haben. Diese Selbsterkenntnis kann bei der eigenen digitalen Entgiftung unglaublich unterstützend sein.

4. Antworten Sie nicht immer sofort

Vielleicht verspüren auch Sie den Druck, dass Sie jedem direkt antworten müssen, sobald Sie eine Nachricht erhalten. Lösen Sie sich von diesem Druck. Antworten Sie den Personen erst, sobald Sie Zeit dafür haben und nicht dann, wenn Sie die Nachricht bekommen.

5. Richten Sie sich Smartphone-freie Zeiten ein

Muss das Smartphone wirklich überall dabei sein, sei es beim Einkaufen, beim Bummeln mit einer Freundin oder beim Besuch eines

Museums? Lassen Sie das Smartphone zu Hause. Genießen Sie die Smartphone-freie Zeit. Am Anfang kann man sich richtig „nackt" fühlen, wenn man ohne das digitale „Schätzchen" unterwegs ist, aber Sie werden sich daran gewöhnen.

Zuhause können Sie ebenfalls feste Zeiten einplanen, in denen Sie das Smartphone ruhen lassen. Sei es beim Anschauen eines Filmes, beim gemeinsamen Essen am Tisch oder beim Toilettengang.

6. „Du kommst hier nicht rein"

Verweigern Sie Ihrem Smartphone den Zugang zu bestimmten Räumen Ihres Hauses oder Ihrer Wohnung. Zum Beispiel könnten Sie innerhalb der Familie festlegen, dass das Smartphone nur im Wohnzimmer verwendet werden darf, aber nicht im Kinder- oder Schlafzimmer.

7. Schalten Sie den Flugmodus an

Wenn Sie den Flugmodus aktivieren, dann müssen Sie mehr Schritte am Handy vornehmen, um das W-Lan wieder einzuschalten, als wenn Sie dieses lediglich deaktivieren. Sie bauen also für sich selbst ein paar mehr Hürden ein. Des Weiteren können Sie ein sehr kompliziertes Sperrbild einstellen, an dem Sie selbst ein paar Mal scheitern. Irgendwann haben Sie genug davon und werden immer seltener das Smartphone in die Hand nehmen, nur um „mal eben" was zu checken.

4.3.15. Gesunde Ernährung

Wenn Sie fettige oder süße Speisen lieben, könnte dies ein Grund dafür sein, warum Sie nicht so belastbar sind. Denn wer immer Heißhunger auf fettige oder süße Nahrungsmittel hat, wird damit belohnt, träge und somit auch stressanfälliger zu werden. Wenn Sie sich aber bewusst ernähren, verstärkt auf gesunde Lebensmittel setzen und wieder vermehrt selbst kochen, werden Sie belastbarer und ausgeglichener.

Grenzen Sie Nikotin, Koffein, Alkohol und Zucker weitestgehend ein – Ihr Körper wird es Ihnen danken.

4.3.16. Ausreichend Schlafen

Schlaf ist sowohl für unsere geistige als für unsere körperliche Erholung essenziell. Sie sollten pro Nacht mindestens sechs bis acht Stunden schlafen. Wenn der Stress schon überhandgenommen hat und Sie bereits unter Schlafproblemen leiden, können Sie, wie Kapitel 4.2. beschrieben, auf Lavendel setzen.

5. Zusammenfassung „Stress: Jeder hat hin, niemand will ihn!“

Sie haben durch den Ratgeber „Stress: Jeder hat hin, niemand will ihn!“ einen tiefen Einblick in die Materie bekommen. Wer permanent Stress ausgesetzt ist, kann zunehmend körperliche oder seelische Schäden davontragen. Diese Belastungen können so gravierend sein, dass mit ernsthaften Erkrankungen gerechnet werden muss. Im psychischen Bereich können dies unter anderem Burn-out, Depressionen oder eine Posttraumatische Belastungsstörung sein. Aber Stress verursacht auch viele körperliche Beschwerden, die Ihnen in Kapitel „2.1.1 bereits beschrieben wurden.

Folgende Punkte können chronischen Stress auslösen:

- Probleme oder Konflikte am Arbeitsplatz oder im Privatleben
- Multitasking, also mehrere Aufgaben parallel erledigen zu müssen
- Zu hoher Erwartungsdruck von außen oder durch einen selbst
- Termindruck: immer alles rechtzeitig erledigt haben
- Von einem Termin zum nächsten rennen müssen
- Doppelbelastung durch Familie und Arbeit
- Schwere Krankheit oder sogar Tod innerhalb der Familie
- Permanente Erreichbarkeit, ausgelöst durch den Fortschritt der digitalisierten Welt
- Zu viel Arbeit und zu wenig Zeit, um diese zu erledigen
- Nach der Arbeit nicht abschalten können
- Trotz bestehender Krankheit arbeiten, dem Körper keine Ruhe

gönnen
- Unzufriedenheit oder Zukunftsängste
- Bewegungsmangel
- Nie Erholungszeit im Leben finden
- Ungesunde Ernährung
- Dauerhafte Reizüberflutung

Allerdings muss man ebenso zur Kenntnis nehmen, dass Stress in erster Linie nichts Schlechtes darstellt. Dank unseres feinen Nervensystems sind wir gezwungen, ständig etwas zu ertasten, zu sehen, zu hören, zu schmecken und zu fühlen. Die Informationen werden an das Gehirn übermittelt, welches dann entscheidet, ob der Stress für uns eine Bedrohung darstellt oder eben nicht. Vergessen Sie niemals – wenn Ihr Leben bedeutsam sein soll, dann gehört Stress dazu. Ferner können Sie mithilfe von Stress erkennen, was Sie im Leben wirklich wollen und welche Schritte dafür nötig sind. Er sorgt eigentlich nur dafür, dass wir aktiv, neugierig und auch leistungsfähig bleiben. Deshalb wird im Fachjargon von Distress (negativer Stress) und Eustress (positiver Stress) gesprochen. Distress kann für uns ernsthafte Folgen nach sich ziehen. Außerdem ist Fakt, das selbst Eustress ab einem gewissen Grad schädlich sein kann.

<u>Merkmale von Distress:</u>
- Die Belastungen sind längerfristig und kehren wieder.
- Sie fühlen sich überfordert, da Sie der Situation nicht gewachsen sind.
- Sie wirken eingeschränkt in Ihren Handlungen.
- Sie schaffen es nicht, Lösungen zu finden, die rationaler Natur sind.
- Es gibt keine Entspannungsphasen.

- Sie werden durch die Situation nicht stärker, sondern sind ängstlich und gereizt.
- Sie bemerken, dass Sie in der Erschöpfungsphase angelangt sind.
- Sie werden immer häufiger krank.

Merkmale von Eustress:

- Kurzfristig sind Sie sehr anspannt.
- Die Situation ist zwar eine Herausforderung für Sie, aber Sie wissen, Sie werden diese Situation mit Bravour meistern.
- Sie bemerken, dass Sie einen regelrechten Energieschub besitzen und leistungsfähiger werden.
- Ist die Situation erfolgreich überstanden, geht die Anspannung schnell in Entspannung über.
- Die ganze Situation, selbst die Aufregung am Anfang, stimmt Sie glücklich. Sie fühlen sich stark und sind optimistisch.

Stress ist eigentlich eine Alarmglocke. Der Organismus braucht diesen Alarm, um zu überlebensfähig zu sein. Seien Sie dem Stress also hin und wieder dankbar. Außerdem sollten Sie Ihre Stressauslöser kennen, dann können Sie besser reagieren und gegen den Stress ankämpfen. Vergewissern Sie sich hin und wieder, auf welchem Stresslevel Sie sich gerade befinden. Es ist nicht verkehrt, sich dafür genau aufzuschreiben, in welchen Situationen man unter Stress gerät und wie man darauf reagiert. Weiterhin sollten Sie einmal darüber nachdenken, welchem Stresstypus Sie eigentlich angehören:

1. Der Einzelkämpfer ist ständig unter Strom sein. Er hat das Gefühl, er muss für alles die Verantwortung tragen. Aufgaben gibt er nur selten ab und er ist ehrgeizig und zielstrebig. Alles das sind Faktoren, um ziemlich schnell in Stress zu geraten.

2. Harmoniebedachte Vermeider können nicht „Nein" sagen, da sie Konflikte scheuen. Sie wirken oftmals ängstlich und angespannt. Sie wollen es jedem recht machen.

3. Die festgefahrenen Konservativen wirken ruhig und in sich gekehrt. Sie scheinen mit der Welt im Reinen. Dies ist aber nur dann der Fall, wenn sie an ihren festgefahrenen Prinzipien festhalten können. Sie verlassen pünktlich das Büro und sehen es gar nicht ein, Kollegen noch zu helfen. Sie geraten erst unter Strom, wenn sich ihre Gewohnheiten verändern.

4. Ausgeglichene Macher fühlen sich durch Stress eher angespornt, noch mehr Gas zu geben. Sie schaffen es sowieso meistens, mit stressigen Situationen gut umzugehen. Dennoch müssen die Macher aufpassen, nicht in einen Sog aus Überehrgeiz zu geraten, da dieser Stress begünstigen kann.

Lernen Sie, wie Sie sich kontrolliert abreagieren können, wenn Sie gestresst sind. Manchmal reicht es schon aus, einfach mal kurz zu meckern oder mit der Hand kräftig auf den Tisch zu hauen. Wenn Sie bemerken, dass der Stress überhandgenommen hat, dann sollten Sie sich zu einer kurzen Pause zwingen. In dieser Pause sollten Sie etwas anderes machen als das, womit Sie zuvor beschäftigt waren. Ein Spaziergang an der frischen Luft oder Atemübungen können Ihnen schnell helfen, den Stress zu vergessen. Manchmal verhilft uns die Veränderung der Perspektive zu neuen und frischen Ideen, sodass wir schneller auf eine Lösung kommen. Um jedoch den Stress wirksam zu bekämpfen, sollten Sie sich an die elf Schritte halten, die im vierten Kapitel vorgestellt wurden:

- Schritt 1: Analysieren Sie Ihre Stressursachen
- Schritt 2: Sie bestimmen Ihren Stress selbst

- Schritt 3: Lernen Sie, „Nein“ zu sagen!
- Schritt 4: Eine positive Denkweise entwickeln
- Schritt 5: Achten Sie gut auf sich
- Schritt 6: Akzeptieren Sie Dinge, wie sie sind
- Schritt 7: Konzentration auf die wichtigsten Aufgaben
- Schritt 9: Setzen Sie die richtigen Prioritäten
- Schritt 10: Geben Sie Aufgaben ab
- Schritt 11: Terminieren Sie Aufgaben

Sie haben viele Hilfsmittel an die Hand bekommen, um zumindest den negativen Stress erfolgreich aus Ihrem Leben zu verbannen. In erster Linie sollten Sie bei einer massiven Belastung zunächst immer Ihren Hausarzt aufsuchen. Dieser kann Sie eingehend beraten. Gerne können Sie diesen Ratgeber mit zu Ihrem Arzt nehmen. Sprechen Sie gemeinsam mit über die hier aufgeführten Methoden. Vielleicht kann er Ihnen direkt sagen, welche Methoden bei Ihrem Stresslevel wirksam sein könnten. Die Natur ist ebenfalls ein erfolgreicher Helfer in Sachen Stressbekämpfung. Heilpflanzen und homöopathische Mittel werden schon länger eingesetzt, um den Stress in uns zu reduzieren.

Lassen Sie den Stress nicht Ihr Leben bestimmen – behalten Sie die Kontrolle! Vergessen Sie nie, dass die Wahrnehmung von Stress auch mit unserer inneren Einstellung zu tun hat.

Abschließend folgen noch einmal die Worte der Psychologin Kelly McGonigal. Worte, über die jeder von uns einmal genauer nachdenken sollte.

„Jahrelang habe ich Menschen erzählt, dass Stress uns krank macht. Dass er das Risiko für vieles erhöhe - von der ganz gewöhnlichen Erkältung bis hin zu Herz-Kreislauf-Krankheiten. […] Kurz gesagt: Ich habe Stress zu

unserem Feind gemacht. Aber ich habe meine Ansicht verändert." (Beide Zitate stammen aus dem Artikel von stern.de. Zugriff am 02.05.2020 um 15:00 Uhr:

https://www.stern.de/gesundheit/ratgeber-stress/stress-kann-auch-gesund-sein--die-positiven-seiten-der-anspannung-6468106.html)

Quellenangaben

Was ist Stress?

https://karrierebibel.de/stress/
https://www.planet-wissen.de/gesellschaft/krankheiten/stress/index.html
https://www.netdoktor.de/stress/
https://www.gesundheitsmanagement24.de/praxiswissen-gesundheitsmanagement/stress-definition-i-stressmanagement-i-stressbelastungen/
https://www.netdoktor.de/stress/distress-und-eustress/
https://www.netdoktor.de/stress/stressfaktoren/
https://www.mybodyartist.de/warum-stress-dick-macht/
https://m.apotheken-umschau.de/Stress/Stress-Keiner-will-ihn-fast-jeder-hat-ihn-34976.html

So bekämpfen Sie den Stress

https://www.volkskrankheit.net/news/psyche/stress-bekaempfen
https://www.netdoktor.de/stress/abbauen/
https://www.the-impish-ink.de/gossip/stress-bekaempfen/
https://m.focus.de/gesundheit/experten/stress-abbauen-tipps-zur-stressbewaeltigung_id_7729732.html
https://www.100-gesundheitstipps.de/stress.html
https://www.impulse.de/management/selbstmanagement-erfolg/stress-abbauen/7442005.html
https://www.frisches-denken.de/stress-abbauen/
https://www.lernen.net/artikel/stress-abbauen-stressbewaeltigung-5149/
https://www.heilpraxisnet.de/hausmittel/stressabbau-wie-stress-abbauen.html

https://einfachmeditieren.net/stress-reduzieren/
https://www.gesundheitsmanagement24.de/praxiswissen-gesundheitsmanagement/stress-definition-i-stressmanagement-i-stressbelastungen/
https://www.sueddeutsche.de/leben/digital-detox-sieben-tipps-zur-digitalen-entgiftung-1.3754567

Burn-out, Depression, Posttraumatische Belastungsstörung
https://www.netdoktor.de/krankheiten/Burn-out/
https://www.netdoktor.de/krankheiten/depression/

Die positiven Seiten von Stress
https://www.euroakademie.de/magazin/was-ist-positiver-stress/
https://flexikon.doccheck.com/de/Eustress
https://www.stern.de/gesundheit/ratgeber-stress/stress-kann-auch-gesund-sein--die-positiven-seiten-der-anspannung-6468106.html

Wir danken Ihnen für Ihr Interesse und Ihr Vertrauen. Als Dankeschön dafür, haben wir eine besondere Überraschung. Sie möchte innere und äußere Balance erlangen? Dann haben wir genau das richtige für Sie: **Einen Guide zur inneren & äußeren Balance**. Das Beste: Sie erhalten diese vollkommen kostenlos. Das klingt wunderbar? Dann warten Sie nicht lange und holen Sie sich Ihr Gratis-Geschenk.

Hier geht es zu Ihrem Gratis-Geschenk:

https://forms.gle/mDuLAyX7FPWiYuwK7

1. **Öffnen Sie die Kamera-App auf Ihrem Smartphone und richten Sie die Kamera auf den QR-Code.**
2. **Klicken Sie auf den Link, der Ihnen angezeigt wird und schon werden Sie zur Website weitergeleitet.**

Impressum

Herausgeber: Malik & Mähleke GmbH / Ericusspitze 4 / 20457 Hamburg
Kontakt: kontakt@empireofbooks.de
Website: https://empireofbooks.de
Coverbild: Shutterstock

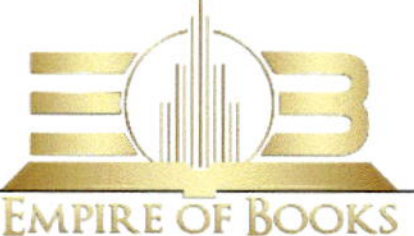

Haftungsausschluss:
Die Nutzung dieses Buches und die Umsetzung der enthaltenen Informationen, Anleitungen und Strategien erfolgt auf eigenes Risiko. Der Autor kann für etwaige Schäden jeglicher Art aus keinem Rechtsgrund eine Haftung übernehmen. Haftungsansprüche gegen den Autor für Schäden materieller oder ideeller Art, die durch die Nutzung oder Nichtnutzung der Informationen bzw. durch die Nutzung fehlerhafter und/oder unvollständiger Informationen verursacht wurden, sind grundsätzlich ausgeschlossen. Rechts- und Schadenersatzansprüche sind daher ausgeschlossen. Dieses Werk wurde sorgfältig erarbeitet und niedergeschrieben. Der Autor übernimmt jedoch keinerlei Gewähr für die Aktualität, Vollständigkeit und Qualität der Informationen. Druckfehler und Falschinformationen können nicht vollständig ausgeschlossen werden. Es kann keine juristische Verantwortung sowie Haftung in irgendeiner Form für fehlerhafte Angaben vom Autor übernommen werden. Die bereitgestellten Analysen, Vorschläge, Ideen, Meinungen, Kommentare und Texte sind ausschließlich zur Information bestimmt und können ein individuelles Beratungsgespräch nicht ersetzen. Alle Informationen dieses Buches entsprechen dem Kenntnisstand zum Zeitpunkt des Verfassens dieses Buches. Eine Haftung für mittelbare und unmittelbare Folgen aus den Informationen dieses Buches ist somit ausgeschlossen.
Informieren Sie sich weitläufig aus unterschiedlichen Quellen und bedenken Sie, dass am Ende nur Sie für die Entscheidungen verantwortlich sind.

Haftung für externe Links:
Unser Angebot enthält Links zu externen Websites Dritter, auf deren Inhalte wir keinen Einfluss haben. Deshalb können wir für diese fremden Inhalte auch keine Gewähr übernehmen. Für die Inhalte der verlinkten Seiten ist stets der jeweilige Anbieter oder Betreiber der Seiten verantwortlich. Die verlinkten Seiten wurden zum Zeitpunkt der Verlinkung auf mögliche Rechtsverstöße überprüft. Rechtswidrige Inhalte waren zum Zeit-punkt der Verlinkung nicht erkennbar.